# Beitrag

zur

# medizinischen Topographie

von

# Jerusalem.

Von

**Dr. Titus Tobler,**

Mitgliede des schweizerischen Nazionalrathes, ausübendem Arzte in Horn am Bodensee, Ehrenmitgliede des Vereins g. badischer Medizinalbeamteten für die Beförderung der Staatsarzneikunde.

---

**Berlin, 1855.**

Verlegt bei G. Reimer.

# Vorwort.

Es war ursprünglich mein Vorsatz, diese medizinisch-topographische Skizze als Anhang zur Topographie von Jerusalem und seinen Umgebungen zu veröffentlichen; das Werk wurde aber so umfänglich, daß ich es in mehrere Stücke zerspalten mußte, um diese in mehr oder minder selbständiger Form ans Licht treten zu lassen, und so erscheint auch, und wohl mit mehr Fug, mein Beitrag zur medizinischen Topographie von Jerusalem, wenn nicht als etwas Abgerundetes, doch als etwas für sich Bestehendes und zugleich als Schlußstein des Ganzen.

Bei der Herausgabe der vorliegenden Arbeit schöpfe ich einigermaßen Trost in der Hoffnung, der billig denkende Leser werde kaum übersehen, daß dieselbe die erste medizinische Monographie von Jerusalem ist, und wenigstens mehrere überlieferungswerthe Notizen zur Kenntniß des ärztlichen Publikums bringt, so wie die Schriften über die Krankheiten und Heilmittel des Orients in einigen Punkten ergänzt. Am willkommensten mag wohl mein Werkchen demjenigen sein, der, sich speziell mit der näheren Kunde Jerusalems, der ewigen Stadt, befassend, nunmehr zusammengestellt findet, was namentlich in neuerer Zeit zwei Aerzte, der Engländer Macgowan und der Russe Rafalowitsch, über dieselbe aus dem ärztlichen Standpunkte geschrieben haben, und was ich als Originalmittheilung den Doktoren Fränkel und Johannes Assuanni, gewiß warm und aufrichtig, verdanke.

Ich kann mich der Besorgniß nicht entschlagen, daß das Eintheilungsprinzip bei der Aufführung der Krankheiten, unter denen sogar Symptome eine ebenbürtige Stellung einnehmen, Anstoß geben werde. Man müßte die etwas bunte

Reihung des Stoffes, die einem systematischen Werke allerdings nicht gut anstehen würde, tief beklagen, wenn man nicht wüßte, daß unter derselben das Verständniß der Sache keineswegs leidet, oder daß auch nur eine Errungenschaft aus dem Gebiete der Beobachtungen und Erfahrungen verloren geht. Etwas gefährlich ist freilich dieses Auftreten im Lande deutscher Zunge, wo man nicht so selten wissenschaftlichen Zuschnitt als oberstes Erforderniß hinstellt, wo der Anhänger der physiologischen Medizin seine Nomenklatur vor Allem verlangt, wo gar Einzelne, ins Formelle abirrend, mit einer seifenblasenartigen Logomachie sich spreizen und eben damit Alles vollbracht wähnen, während man in Frankreich und in England mit einer rein praktischen Richtung, mit einer kurzen und klaren Darstellung, die geradenweges dem Ziele zuläuft, sich leichter befreunden könnte, ich sage: in Ländern, wo man ganz gut begreift, daß es eher leicht, als schwer hält, irgend ein fallibels oder, im Sinne des Erschaffers, infallibels System aufzugreifen und durchzuführen.

Auf den Fall, daß man im Verlaufe des Werkchens bei der Anführung der benutzten Bücher eine genauere Bibliographie vermissen sollte, kann ich nicht umhin, zu bemerken, daß das erste Buch meiner Topographie einen einschlägigen ausführlichen Abschnitt enthält.

Ut quimus, quando ut volumus non licet. Ich bin der erste, der sich freut, wenn ein Anderer an die Stelle meines Beitrages etwas Umfassenderes und Gediegeneres setzt, zumal wenn der vom Bei Pruner mit besonderem Nachdruck ausgesprochene Gedanke einer Heilkunst durch klimatische Einflüsse zu einem, Theorie und Praxis befriedigenden Abschlusse geführt wird.

Im Merz 1855.

## Uebersicht des Inhaltes.

Nihil temere affirmandum; nihil contemnendum.

**Hippocrates.**

In einem andern Werke, das unter dem Titel: Denkblätter aus Jerusalem, erschien, behandelte ich Einiges, das n diesen Abschnitt einschlägt, wie das Kapitel über Licht, Wärme, Luft, Winde, Wasser, und ich bin daher im Falle, darauf zurückzuweisen. Uebrigens muß ich das Bedauern ausdrücken, daß aus meiner Feder nur in sehr unvollkommenen Bruchstücken eine medizinische Topographie hervorgehen wird, obschon ich als Arzt und in meiner nahen Stellung zu Dr. Fränkel, an dessen Mittheilungen ich mich hier meist halte, Anlaß gefunden hätte, mehr zu beobachten und in den Gegenstand tiefer einzudringen, wodann es auch möglich geworden wäre, etwas Umfassenderes zu liefern. Wer aber meine übrigen Arbeiten kennt, und weiß, daß das Erkennen Jerusalems in medizinischer Hinsicht gerade nicht meine Hauptaufgabe war, der wird mich wohl gerechtfertigt finden. Daß ich anläßlich auch auf die alten arabischen Aerzte hier und da Rücksicht nahm, dürfte wohl Niemand mißbilligen.

Zuerst werde ich mich über die Aerzte, Apotheken und Krankenhäuser, dann über Pubertät und Fruchtbarkeit, über den Gesundheitszustand oder über die Sterblichkeit der Bewohner aussprechen, hernach die einzelnen Krankheiten, welche in der Stadt auftreten, durchgehen, und zuletzt wenige Heilmittel anführen.

# Die Aerzte und Afterärzte, die Venäsektoren, Schröpfer und die Zauberer.

Im letzten Jahrzehn hat das ärztliche Personal ungemein gewonnen[1]. Mehrere wissenschaftlich gebildete Aerzte siedelten in Jerusalem an. Die Franziskaner jedoch, die schon so viel unnöthige Summen Geldes verwarfen, sind noch nicht zur Einsicht gelangt, daß ein gebildeter Arzt mehr Heil stiften würde, als ein Pfuscher, wenn dieser auch einen sterbenden Kranken, und wäre es nur zum Scheine, bekehrte[2]. Den Engländern muß man nachrühmen, daß sie mit gutem Beispiele vorangingen. Man mag immerhin das zelotische Wesen der Londoner-Mission zur Verbreitung des Christenthums unter den Juden tadeln, die Fürsorge mit gebildeten Heilkünstlern wird man an ihr rühmen. Der erste Arzt war ein bekehrter Jude, Dr. Gerstmann; er kam zu Jerusalem im Jahre 1838 an, und Bergheim stand ihm zur Seite. Jenem folgte, nachdem jedoch einiger Unterbruch stattgefunden hatte, im Jenner 1842 Dr. Macgowan[3]. Dieser Arzt hatte besonders im Anfange die Hände voll zu thun[4]. Uebrigens darf man als Regel aufstellen, daß die Missionsberichte über den Besuch und die Leistungen Macgowan's übertrieben sind[5]. Indeß möchte

[1] Man s. von mir einen Artikel über „Aerzte, Apotheker und Krankenhäuser in Jerusalem" im Ausland, 1848, Nr. 114 f.

[2] The knowledge of those persons (Franziskaner) in medicine and surgery is just in that state in which we received it from the monks about three centuries ago. Narative of a Voyage to . . Palestine etc. By W. R. *Wilde*. *Dublin* 1840. 2, 384. Wilde ist Arzt. Vgl. meine Topographie von Jerusalem 1, 307.

[3] Jewish Intelligence, 1843, 260.

[4] Ewald im Calw. Missionsbl., 1842, 82.

[5] So sagt Ewald, a. a. O., daß oft täglich 100 Personen Macgowan als Arzt ansprechen, und in seiner Schrift (Journal of Missionary Labours in the City of Jerusalem. London 1846. P. 218 sq.): There is only one voice amongst the whole Jewish population as regards our most valuable friend, Dr. Macgowan. Their attachment to him is

ich nicht säumen, zu bezeugen, daß ich Juden mit Achtung von Macgowan als Arzt reden hörte. Dr. Fränkels Benehmen, das hin und wieder einem Juden, wenigstens in der untern Schichte, vor den Kopf stieß, mochte zur Erhebung des englischen Arztes, und mehr auf dem Wege des Polarismus, Erkleckliches beitragen. Dieser Vorgang diente den Juden als Aufmunterung, daß Sir Moses Montefiore auf eigene Kosten einen israelitischen Arzt nach Jerusalem schickte. Der genannte Fränkel, ein preußischer Jude, langte den 11. April 1843 in dieser Stadt an[1], setzte sich jedoch, wie ich vernahm, nach Verfluß von mehreren Jahren auf selbständigen Fuß. Unter den Karaiten war ihr Hauptrabbi ein Arzt[2]; ich zweifle aber, daß er diesen Titel verdient. Die Griechen sorgten ebenfalls, wie die Engländer und Juden, für einen Arzt. Der Dr. Assuanni, ein älterer und geschickter Mann aus Kephalonia, in Pavia zum Arzte ausgebildet, kam im Jahre 1844 in die h. Stadt.

Schlimmere Pfuscher zu finden, als unter den Franziskanern, zu denen man heutzutage selten geht[3], kann man freilich nicht lange verlegen sein. Ich kannte einen jüdischen, deutsch

---

beyond description .. When they speak of him they constantly say, „Euer Doctor soll leben!" Mr. Bergheim, who sees many Jews at the dispensary, is greatly beloved among them. Macgowan selbst sagt (Jewish Intelligence, 1843, 316 sq.): Upon the whole, after an experience of 18 months, I have much satisfaction in stating my deliberate conviction that the medical department of the Mission has succeded in accomplishing the great objects of its etablishment — the relief of poor sick Jews in Jerusalem, and the communication of a grateful and friendly feeling to the Hebrew population in general.

[1] Nach der Intelligence war Fränkel, zufolge einer Mittheilung vom 21. Merz 1843, about three weeks ago in Jerusalem: ein Beweis, wie wenig zuverlässig auch die Mission unterrichtet ist oder wird. Vgl. *Bartlett*, Walks about .. Jerusalem, p. 193.

[2] *Ewald* 150 sq.

[3] Das Vertrauen der Türken gegen die Väter und ihre Medizin äußert sich besonders dadurch, daß sie diese nehmen, ohne sie vorher zu kosten. Ihr Wirkungskreis als Aerzte ist größer, als der der übrigen Einheimischen und Fremden. Den deutschen Pater Vitus Filukka hat man besonders lieb. Scholz, Reise in Palästina. Leipzig 1822. 299. Ich kannte den Pater Vitus als einen liebenswürdigen Menschen, aber auch als Afterarzt.

redenden Barbier aus Konstantinopel, der aber kein großes Zutrauen sich erwarb, und einen greisen römisch-katholischen, an der A'kbet el-Cha'dher wohnenden Araber, Namens Abu Dâûd, der sich auf seine Stümperhaftigkeit ein wenig einbildete, und bei mir mit gar vieler Beflissenheit Jagd auf spezifische Mittel machte. Am meisten noch klagt der gebildete Arzt über die Geschäftigkeit und den Aberwitz alter Weiber; insbesondere sind es die Jüdinnen, welche zu einem gewissen Ansehen gelangten. In der That stiften sie, nach meiner Ueberzeugung, großes Unheil, namentlich bei Behandlung der Augenentzündungen.

Wie anderwärts befassen sich die Barbiere mit der niedern Chirurgie. Der Aderlaß wird sehr häufig vorgenommen [1], und zwar mittels einer Lanzette. Indessen bediente sich ein deutsch sprechender Jude auch des Schneppers. Die Lanzette eines Eingebornen, die man mir zeigte, war ein schönes, englisches Fabrikat. Beim Aderlasse werden gegen verschiedene Krankheiten immer noch verschiedene Stellen oder Adern gewählt, nach der alten Lehre zu einer Zeit, da man den Kreislauf des Blutes noch nicht kannte [2]. So wird am Rücken der Hand eine der venae digitales, die vena pollicis vor dem Ursprunge der vena cephalica pollicis, dann der arcus venosus dorsalis manus nahe dem Ringfinger [3], so wie die vena salvatella, die vena alaris nasi (an der Nasenspitze, wie man mir sagte) [4],

[1] In Griechenland und dem übrigen Orient. *Röser*, Krankheiten des Orients. Augsburg 1837. 80. Auch nach Wittman, einem Arzte (Reisen nach.. Syrien.. Weimar 1805. 92), nimmt man ohne Methode und Grundsätze in den meisten Fällen Zuflucht zur Lanzette.

[2] Ueber die raffinirten Indikazionen des Aderlasses in Aegypten s. *Prosperi Alpini* medicina Aegyptiorum. L. B. 1719. L. 2. c. 10. Die Türken öffnen Herzvene, Leberader, Mutterader u. s. w. *Brayer*, neuf années à Constantinople. Paris 1836. 1, 353 sq.

[3] Ex cujus (Aderlaßader am Arme) ramusculis efficitur vena, quae est in manu sinistra inter digitum et minimum et suos proximos, qui dicuntur alcanzar et albanezar (die auch sezirt werden). *Albucasis* theor. 4, 5.

[4] A la douleur de la teste ils se font ouvrir avec le rasoir l'artere de la tempe, ou la veine *preparata*, ce qui est au milieu du front.. Et hors qu'ils tirent du sang, ils se servent d'un petit morceau de

meist aber die Adern im Armbuge aufgeschlitzt. Sonderbarerweise wurde mir am Fuße die Stelle gleich hinter der Achillessehne als geeignet zum Aderlasse gewiesen [1]. Man beobachtete nach dem Aderlasse an der Hand und am Fuße Flechsenentzündung. Wenn früher auf der Gasse zur Ader gelassen wurde [2], so geschieht es heutzutage selten. Man bezahlt für einen Aderlaß 1 bis 5 Piaster. In Bethlehem fand ich einen christlichen Araber, der zur Ader läßt, und bei dem ich mich über seine Kunst erkundigte. Er trug die Lanzette, deren er sich bediente, im Türban. Das Instrument war zweischneidig, und das Heft auf der Seite, wo die Klinge nicht befestigt ist, offen. Er verstand den Aderlaß nur am Armbuge, an der Hand und am Fuße zu veranstalten. Die Menge Blut, welche der Bethlehemer herausließ, variirte zwischen 1 bis 1½ türkischen Unzen (Oki'eh). Bei Armen verrichtete er die Operazion wohl auch unentgeltlich, und bei andern betrug die geringe Bezahlung 10 bis 20 Parah. Man behauptete, daß die Araber die

verre qu'ils serrent entre deux petits bastons, de quoy ils ouvrent la veine assez adroitement, toutefois avec douleur. Und wenn die Blutentziehung nicht anschlage, so bediene man sich des Feuers. *Roger*, la Terre-Sainte. Paris 1664. P. 313. Der Kundige in Jerusalem weiß nichts vom Aderöffnen mit einem kleinen Glasstücke. Wohl bedienten sich auch die Araber der Wüste, statt der fehlenden Lanzette, des Glases oder eines Stückes Kieselstein. *Legrenzi* (Arzt), il Pellegrino. Venetia 1705. 2. 348. Kaum findet man einen Menschen, der mit der Flamme (einer Art Schnepper) Ader zu lassen versteht. Volney's Reisen nach Syrien und Aegypten. Jena 1788. 2, 328.

[1] Dicimus .. quod ex venis pedis est sciatica, quae phlebotomatur a parte silvestri alcabi .. Et ex eis est saphena, quae est super partem domesticam alcabi .. Et ex eis est vena, quae est post alaurchob, quae est quasi ramus saphenae. Auicenna (Abu Ali Assain Iben Abdallah Iben Sina), ed. Venet. 1490. 1, 4, 20.

[2] Auff der Gassen, sahen wir bey zwantzig Türcken an der hitzigen vnnd warmen Sonnen, nach Mittag sitzen, Denen einer zur Ader liesse, gantz vnd gar auff die Weiß, wie man den Pferden, bey vns das Blut pflegt zu lassen. Dann er hielt das Eisen oder die Fleten, auff die Ader, vnnd schluge mit einem dicken Stecken darauff, daß also, das Blut, nicht ohn geringen Schmertzen, auff die Erde herab flosse Etliche verbunden die Wunden mit einem Tüchlein, etliche legten nur einen Finger darauff, vnnd zogen darvon. Radzivil, Hierosolymitanische .. Wegfahrt, im Reyßbuch deß h. Lands 2, 182.

Venäsekzion nicht lieben[1], weil die Seele im Blute sei, was aber durchaus auf einem Irrthume beruht.

Der Barbier ist auch Schröpfer. Man schröpft verschieden. Die arabischen Barbiere und ein jüdischer nehmen meist ein Thierhorn mit abgenommener Spitze, so daß die Höhle des Horns durchgeht. Nun setzt man die Basis desselben auf die Haut, nimmt die Spitze in den Mund und saugt die Luft heraus. Damit aber keine wieder eindringe, so bringt der Schröpfer zugleich ein dünnes, kleines, längliches Stück Leder in den Mund, das er, sobald genug Luft ausgesogen ist, mit der Zunge vor die Oeffnung schiebt, wodann das Schröpfhorn von selbst hält. Nachdem man dieses eine kurze Zeit hat liegen gelassen, wird es weggehoben und die Stelle skarifizirt. Dies geschieht so: Mit einem Messer, welches die Form eines länglichen Viereckes und eine Schneide hat, werden etwa 4‴ lange und nur die Haut spaltende Einschnitte gemacht, etwa 23 an der Zahl, an einer Linie 5 bis 6. Darauf setzt man sogleich das Horn wieder auf, läßt dies kurze Zeit stehen, und nimmt es danach wieder ab, um das angesammelte Blut auszugießen. Man wiederholt das Gleiche dreimal und wohl noch öfter nach einander. Das erste Mal fließt etwa eine halbe Unze Blut weg, und im Ganzen dürften von einer Schröpfstelle etwa zwei Unzen herausfließen. Die ganze Operazion ist etwa in einer halben Stunde beendigt, und man bezahlt dafür ungefähr 1½ Piaster. Ich sah am Hinterhaupte schröpfen, nachdem die Haare abrasirt worden. Uebrigens schröpft man auch mit Köpfen oder Gläsern, und man brennt, um die Luft zu verdünnen, vorher Baumwolle ab. Jedenfalls aber wird mit der Lanzette skarifizirt[2]. Auf die Schnittwunden legt man Baumwolle. Das einfache Verfahren mit dem Schröpfhorn

[1] *D'Arvieux*, **Voyage dans la Palestine. Paris 1717. P. 309.**

[2] Ueber das „Hacken" vor der Kraunznaht gegen Kopfweh s. Hasselquist, Reise nach Palästina. Rostock 1762. 584.

ist nicht nur alt[1] und gemein im Oriente[2], sondern es war auch in unserer Gegend ehedem sehr verbreitet, und kommt in unsern Bädern wohl auch jetzt noch hin und wieder vor.

Der medizinische Aberglaube ist sehr groß. Im Glauben an die Gespenster wird das Haus geleert, und neun Tage nicht wieder bezogen. Die Amulete[3] stehen sonst in der Vorderreihe. Es gibt selten einen Araber, der nicht ein solches trägt. Die Zauberer finden in Jerusalem ein weites, gutes Feld. Aus dem vorletzten Jahrhunderte vernimmt man, daß es in Jerusalem Zauberer aus Afrika gab, welche mit Buchstaben oder Dreiecken versehene Zettelchen austheilten. Diese wurden dann gegen viele Uebel an den Hals der Kranken gehängt[4]. Im vorletzten Jahrhunderte hieß es, daß die Araber an gewisse Schriftzeichen glaubten, welche ihre gelehrten Leute sie verschlingen oder am Halse tragen ließen. Auch auf geschriebene Gebete setzten sie ein großes Vertrauen[5]. Noch mehr im gegenwärtigen Jahrhunderte war man aufmerksam auf den Aberglauben an die Amulete. Das Nusha der Türken ist ein kleines Stück Papier, auf welches ein Derwîsch oder ein Imâm einen Vers aus dem Korân und den Namen der kranken Person schrieb, und das man am Halse trägt, in der Meinung, daß es die Heilung einer Krankheit bewirken werde, und bei dieser Art von Amuleten ist der Glaube der Moslemîn so stark, daß sie, trotz aller Täuschungen, doch

[1] Man s. z. B. *Prosper. Albin.* 3, 7. A. C. *Celsi* de Medicina l. 2. c. 11. Die Abbildung bei jenem zeigt kein eigentliches Schröpfhorn; das Häutchen erscheint an das Saugröhrchen gebunden. Auch Alpinus sagt, daß man die Schröpfwunde mit Baumwolle verband.

[2] Oppenheim, über den Zustand der Heilkunde in der europäischen und asiatischen Türkei. Hamburg 1833. 112. *Prayer* l. c. Vgl. Alex. Russell's Beschreibung von Aleppo. Deutsch von Gmelin. Göttingen 1798. 4, 131.

[3] Ueber den Unterschied von Talisman und Anhängsel s. Russell a. a. O. 85 ff.

[4] *Bremond,* Viaggi fatti . . in Gervsalemme. Roma 1679. 3, 4. Man nenne die Leute Mangherbini, was aber wahrscheinlich Moghrebin heißen sollte.

[5] *D'Arvieux.*

immerfort ihnen vertrauen. Ein Imâm sagte: „Ich gebe das Nusha den Kranken, und sie genesen in Kraft ihres Glaubens. Ich rettete mit der Hilfe Gottes auf diese Art so viel Kranke, daß alle Welt von meinem Nusha wollte; allein meine religiösen Betrachtungen litten darunter, und ich mußte einem meiner Amtsbrüder das Geschäft, das Nusha an die Hilfesuchenden auszutheilen, anvertrauen, und der Erfolg war vollständig [1]." Man wähnt auch, daß die Amulete, so wie das Brennen von Malen auf die Haut, das Befestigen eines Pferdeschädels mit einem faulen Ei über einer Hausthüre, das Aufhängen eines blauen Papiers oder von Knoblauch außen an einem Hause eine prophylaktische Kraft besitze, und daß sie namentlich dem bösen Blicke oder dem bösen Auge (Fascinazion) wehren. Und wenn dies Alles nicht hilft, so läßt man sich von alten Weibern anschreien, die zu dem Ende auch mit einem Messer über den Kopf fahren, ohne diesen zu berühren.

In Jerusalem war ich Zeuge merkwürdiger Zauberkünsteleien, zu denen ein an peritonæitis chronica leidender, manchmal von sehr heftigen Leibschmerzen geplagter junger Jude die Zuflucht nahm, nachdem die Hilfe meines Kunstgenossen Fränkel und mein Rath nicht recht hatten anschlagen wollen. Als ich ins Zimmer des Kranken trat, traf ich zwei Moslemîn neben einander, wovon der eine, ein Schêch, vor dem Kranken und der andere vor einem Mankal (Gluhtofen) hockte, letzterer fleißig Weihrauch streuend. Der Schêch trug eine Tasche, wie bei uns ein Briefbote, und darin ein geschriebenes Buch, wahrscheinlich Auszüge aus dem Korân. Der andere und untergeordnete Zauberer sprach wenig, und war, wie der Schêch, mit einem Tintengefäße versehen, welches den Morgenländern eigenthümlich ist. Zuerst versuchte man die Zauberei mit dem Kranken, indem man z. B. arabische Wörter auf seine Stirne schrieb. Dann aber kam die Reihe auch an Andere, z. B.

[1] *Brayer* 1, 353 sq. Vgl. Russell a. a. O. 87

an die Frau des Leidenden. Es mußte diese niederknieen und immerfort in ein auf den Boden gestelltes, mit Wasser etwa halb gefülltes, verzinntes Kupfergeschirr schauen. Sie ward gefragt, was sie sehe. Sie antwortete einem jüdischen, des Arabischen kundigen Dolmetscher auf deutsch: Ein „Vögele". Von was für Farbe? Von schwarzer. Während dieser und anderer Fragen sagte der Schêch auswendig Zauberformeln her, berührte den Kopf der Frau bald mit ein paar, bald mit allen Fingern der einen Hand, während er oft fragen ließ, wo er sie halte. Unterdessen trug das junge Weib über der Stirne ein Stück Papier, worauf ein Spruch aus dem Korân geschrieben war. Die Zauberei setzte sich zum Zwecke, zu bewirken, daß die befragte Person im Wasser mehrere oder doch einen Menschen erblicke, welcher die dienliche Arznei zur Heilung des Kranken (wie?) angebe; allein Alles wollte wenig frommen. Auch andere Personen schauten mit gleich vergeblichem Erfolge in den Zauberspiegel des Wassers. Da schrieb der Schêch einen Streifen Papier voll, indem er die arabischen Buchstaben hier und da mit Viereckslinien umgab, und legte ihn zusammen und erst dann auf den Kopf des Kranken. Der Zaubergehilfe, um doch nicht ganz unthätig zu sein, schrieb in ein thönernes Becken rings herum, man drückte den Saft von Raute in dasselbe aus, das einen Rest von dem Zauberwasser enthielt — denn einen Theil trank der Zauberer — und erwärmte ihn über dem Kohlenfeuer. Nach und nach ließ die Schrift von dem Gefäße wegen der Wärme und des Schwenkens, und der Kranke mußte das Gemisch trinken. Die ganze Zaubergeschichte dauerte etwa sechs Stunden. Am folgenden Tage nahmen die gleichen Männer die Zauberei aufs neue vor, und einen Tag später entwickelte sich eine schleimige Diarrhöe mit Dysurie, so daß die Leute wieder ihren frühern Arzt um Hilfe anflehten. Es ist bemerkenswerth, daß die Zauberer abgewaschene Schriftschwärze trinken ließen, der gar wohl eine drastische Arznei, vielleicht die Kantharidentinktur, ein Lieblingsmittel für die welk gewordenen Morgenländer, beigemischt sein konnte [1]. Die Wahrheitsliebe fordert mich übrigens auf, Zeugniß zu geben, daß man in gewöhnlichen Fällen den europäischen Aerzten, zumal den Chirurgen gerne vertraut [2], und daß die Zaubereien etwas selten sind. Merkwürdig ist, daß, wie man auch anderwärts beobachtete [3], die abergläubischen Juden in verzweifelten Fällen sich nicht bloß auf ihre Rabbiner verlassen, sondern auch die mohammedanischen Schêch herbeirufen, und vielleicht könnten sich einzelne Verblendete unter ihnen sogar dazu entschließen, das Wasser vom Waschen der Füße einiger Bettler, welches alljährlich der lateinische Patriarch in Jerusalem verrichtet, Wasser, das dann in Flaschen gefüllt, versiegelt und als Arznei an die Vermöglichen verkauft werde [4], als Heilmittel einzunehmen.

[1] Nach Oppenheim (54) werden Sprüche aus dem Korân aufgeschrieben, zusammengeknetet, und dem Kranken zum Verschlucken gereicht, oder es werden solche Sprüche auf ein Bret geschrieben, dieses abgewaschen, und das schmutzige Wasser dann dem Kranken zum Trinken gereicht. Heinrich (J. J. Sachs' medizinischer Almanach für das J. 1842. Berlin. S. 98 ff.) lüftete auf merkwürdige Weise den Schleier, wie ein türkischer Arzt mit einem Talisman oder einem Papierstreifen, worauf ein Koranspruch geschrieben war, beliebig lariren oder emetisch wirken konnte. Man mußte den Streifen bei Sonnenuntergang in ein Glas reines Wasser setzen, das man den andern Morgen auszutrinken hatte. Dem Verfasser fiel es ein, ob nicht der scharfe Saft der euphorbia lathyris in dem Papiere enthalten sein möchte. Er tränkte damit Papierstreifen, die ihre Farbe nicht veränderten und keinen Geruch darboten, und als er damit nach obiger Methode experimentirte, so sah er immer purgirende Wirkung, sei es, daß etwas deutsch, französisch, lateinisch oder russisch darauf geschrieben war. In Aegypten treibt man die Zauberei ganz ähnlich, wie in der h. Stadt. Lane sagt (An account of the manners and customs of the Modern Egyptians. London 1846. 1, 347): The most approved mode of charming away sickness or disease is to write certains passages of the Ckoor-án on the inner surface of an earthenware cup or bowl; then to pour in some water, and stir it until the writing is quite washed off; when the water, with the sacred words thus infused in it, is to be drunk by the patient. Ueber den Zauberspiegel der Tinte s. das. 369 sqq.

[2] Von der Nützlichkeit der Chirurgie sind die Araber überzeugt, nicht aber von der der Medizin. *D'Arvieux* 309.

[3] Russell 2, 149.

[4] C. W. M. *van de Velde*, Reis door Syrië en Palestina. Utrecht 1854. 2, 190. Vgl. meine Topographie 1, 460 und weiter unten die Behandlung der Gicht.

Zur Zeit der fränkischen Könige gab es lateinische, griechische und syrische Aerzte[1]. Damals zahlte der Arzt Bulfarage (Abulfaradsch) zwei Byzanzien Zins[2], wahrscheinlich für das h. Grab. Jakub Iben Saklan, um das J. 1200 in Jerusalem, war eben nicht gelehrt, aber ein guter Praktiker durch die Erfahrung, die er als Spitalarzt in der Stadt sich sammelte[3]. Wenn man aus dem fünfzehnten Jahrhunderte meldete, daß die Juden in der Arzneiwissenschaft nicht bewandert waren[4], so vernimmt man Gegentheiliges aus dem sechszehnten. In Syrien waren unter ziemlich viel sehr ungeschickten Aerzten, von denen die türkischen am weitesten zurückstanden, die Juden noch die bessern und erfahrenern, weil sie die medizinischen Bücher eines Galen, Abu Ali Assain Iben Abdallah Iben Sîna (Avicenna) und Anderer in ihren Sprachen, der griechischen und arabischen, lesen konnten. Gar wenige verstanden dagegen lateinisch, und besaßen auch keine lateinische

[1] Almerik I., mit Dysenterie behaftet, kehrte von Galiläa nach Jerusalem zurück. Ubi invalescente valetudine (mitten im Sommer 1173), febri etiam cepit vehementissime laborare, cessante physicorum artificio dysenteria. Cumque per dies aliquot ea febri supra vires affligeretur, praecepit ad se accersiri medicos Graecos, Syros et aliarum nationum homines, petens instantissime ab eis, ut aliqua decoctiuncula alvum ejus solverent: quod cum ab eis impetrare non posset, fecit ad se consequenter vocari Latinos, a quibus id ipsum exigens, adjiciens etiam, ut sibi omnis rei imputaretur eventus, dederunt ergo ei decoctiunculam unam, qua sumta sine difficultate assellavit aliquoties; es schien ihm darauf wohler; allein er starb. *Guil. Tyr.* belli sacri hist. 20, 33. Offenbar gaben die Aerzte dem Könige gegen die Ruhr ein stopfendes Mittel, etwa ein Opiat, wodurch zwar dieselbe zum Schweigen gebracht, aber die Darmentzündung gesteigert und ein Fieber hervorgerufen wurden, unter deren Erscheinungen die Stuhlverstopfung am meisten zu thun gab. Der König verlangte jetzt eine symptomatische Behandlung, die Darmentleerung wurde zwar wieder erzwungen, dessen ungeachtet aber das Leben nicht gerettet.

[2] Rozière's Cartulaire de l'Eglise du S. Sépulcre de Jérusalem. Paris 1849. P. 330.

[3] Abulfaradsch' Gesch. d. Dynastien. Aus dem Arab. von G. L. Bauer. Leipzig 1785. 2, 238 f. Vgl. Denkblätter 417 f.

[4] Je n'ai pas besoin de dire qu'ils (die jüdischen Familienväter von Jerusalem) ne connaissent rien à la medicine; ils y sont la plupart fort étrangers. *Eliah de Ferrare* 333 sq., in Carmoly's Itinéraires de la Terre Sainte. Bruxelles 1847.

und keine andere Bücher, als solche, welche man nach Eroberung Kyperns erhalten konnte. Diese jüdischen Aerzte trugen, statt des gelben Bundes, rothe, hohe Hütlein von Scharlach. Etliche Aerzte wurden indeß für ihren großen Fleiß und Dienst von den Türken übel belohnt, wenn auch hier und da gut bezahlt. Sonst kamen die Aerzte mit ihren Kranken zum Voraus über eine gewisse Summe, je nach dem Ansehen der Person und der Schwere des Uebels, überein, und das Geld wurde dann nicht eher erlegt, als bis der Kranke geheilt war. Gegen das Mediziniren stemmte sich jedoch der Verhängnißglaube. Man hatte sonst auch den eigenen Brauch, daß, wenn Einer sich übel befand, ein Anderer ihn mit seinen über einander geschränkten Armen oben rücklings ergriff, und ihn so etliche Male vom Boden aufhob und rüttelte, als wenn man einen Kornsack einfüllen wollte [1].

## Apotheken.

In der Stadt zählt man (1846) vier Apotheken, die auf europäischem Fuße eingerichtet sind, die der Franziskaner in ihrem Kloster, die griechische im Dêr er-Rûm el-Kebî'r, die englische neben dem englischen Hospital; auch hatte Dr. Fränkel seiner Zeit eine Apotheke im Wohnhause. Die lateinische Apotheke ist die älteste mir bekannte. Im J. 1455 besaßen die Franziskaner offenbar noch keine eigene Apotheke, da es in der Bulle des Papstes Kallistus III. heißt, daß dieselben ihre Arzneistoffe von nicht zugelassenen Aerzten und Personen verlangen und beziehen mögen [2]. Nach der Mitte des vorletzten Jahrhunderts hatten die Väter in ihrem Kloster eine köstliche Apotheke, und

[1] Rauchwolff im Reyßb. deß h. Lands. Franckfurt a. M. 1609. 1, 590, 632.
[2] Aus dem Archive Zions nach *Quaresm.* Terrae S. elucidatio. 1, 419 (medicis et personis prohibitis).

in ihrem Kreise auch etliche wohl erfahrene Apotheker spanischer Abkunft, welche bei einem protestantischen kranken Pilger keine Medikamente sparten, so kostbar sie waren [1]. Der Umstand, daß im Jahre 1673 ein Laienbruder Wundarzt war, berechtigt ebenfalls zur Annahme, daß damals eine Apotheke eingerichtet war [2]. Aus dem J. 1719 vernimmt man von einem Bruder Apotheker [3]. Der Bericht eines Sachverständigen vom J. 1751 lautet dahin: Die Apotheke des lateinischen Konvents gehört nicht unter das Schlechteste, das man in Jerusalem sieht. Sie kann wegen ihres reichen Vorrathes an Simplizien und Präparaten für die kostbarste in der ganzen Welt gehalten werden. Das Merkwürdigste in der Vorrathskammer war die große Menge der theuersten Einfachstoffe. Man fand hier alle Arten von Balsam, für einige Tausend Piaster am Werthe. Von der kostbaren mumia mineralis aus Persien, die um drei Dukaten verkauft wird, waren hier einige Pfund. Alle indische und amerikanische Arzneien werden aus Spanien und Portugal hergeschafft, größtentheils aber als Geschenke eingeführt. Hier wird der in allen Ländern so berühmte jerusalemische Balsam bereitet aus allen Arten Balsam und vielen in Weingeist aufgelösten Gewürzen, und zwar in großer Menge alle Jahre um die Sonnenwende mit einer Auslage von hundertundfünfzig Dukaten. Er zeigte sich äußerlich bei frischen Schäden von vortrefflicher Wirksamkeit, innerlich aber, beim Blutspeien und bei Kontusionen, zu zehn bis zwölf Tropfen gereicht, zu hitzig. Der Werth der ganzen Apotheke wurde auf hunderttausend Piaster geschätzt [4]. So weit der hundertjährige Bericht. 1806 wurde die Apotheke als eine sehr ansehnliche in der Levante angeführt. Die meisten Medikamente erhielt

---

[1] Troilo's Orientalische Reise-Beschreibung. Leipzig und F. 1717. 762.

[2] Finalmente doppo l'applicatione de rimedy comparsa la squama (bei einem Hirnschädelbruch), e ridotta in buona positura la ferita lasciai il rimanente della cura al Laico Chirurgo. *Legrenzi* 1, 195.

[3] *Ladoire*, Voyage fait à la Terre-S. en l'année 1719. Paris 1720. P. 118.

[4] Hasselquist 158.

man aus Europa; andere Arzneien wurden im Klostergarten gezogen; den Balsam von Jerusalem bereitete man aus andern Balsamen, aus einer Menge der köstlichsten Aromen und aus Weingeist[1]. 1821 war die Apotheke, noch berühmt wegen des aus fünfundfünfzig, zum Theil sehr kostbaren Ingredienzien bestehenden Balsams, reichlich mit allem Nöthigen versehen[2], übrigens in keinem besonders einladenden Zustande[3]. Ich sah die große Klosterapotheke im Jahre 1835, und ich schrieb damals: Wenn nur das Halbe wahr ist, was an den Büchsen und Gläsern geschrieben steht, so besitzt sie einen reichen Schatz von Arzneistoffen[4]. Freilich hatte sie ein etwas ältliches Aussehen. Im J. 1838 wurde die Apotheke für den entschieden merkwürdigsten Theil des Konvents gehalten. Ein Andalusier machte sich ein großes Vergnügen daraus, die Reihen von Gläsern, Töpfen und Büchsen zu erklären, so wie bei jedem die Heilkraft und die erzielten Wunderkuren zu bemerken. Das Laboratorium war eine vollkommene Merkwürdigkeit, zur Zeit ohne Nebenbuhler in Europa. Retorten, Destillirkolben und andere chemische Geräthe bewahrten die alte Form, wie sie in den Tagen der gemüthlich mystifizirenden Alchemie und Astrologie, namentlich auch zur Zeit der Kreuzzüge von dem Professor gebraucht worden sein mögen, um den Stein der Weisen oder das Lebenselixir aufzusuchen. Zwischen diesen alterthümlichen Dingen fanden sich Reste mehrerer Skelette, ehrwürdig aussehende chirurgische Instrumente, schreckliche Ungeheuer und schimmelige Exemplare aus dem Naturreiche .. mit verschiedenen Amuleten und Zaubermitteln, Alles in düsteren Gewölben und altmodischer Ausstattung. Der Vorrath an

---

[1] *Ulrich Jasper Seetzen's* Reisen durch Syrien, Palästina .. Berlin 1854. 2, 205.

[2] Scholz 299.

[3] Sie sei, was nicht zu glauben, frei für alle Kranke ohne Rücksicht auf die Religion gehalten. Berggren, Reisen im Morgenlande. Leipzig 1828 bis 34. 2, 339.

[4] Meine Lustreise 2, 103.

Medikamenten war indeß vorzüglich. Man verschaffte sich verschiedene gute Stücke Skammonium vom Arzte des Klosters, der sie mit einem sehr schätzbaren Berichte über Kultur und Gewinnung dieses Arzneigewächses und -Körpers begleitete. Es wächst überall in Palästina, und von den Arabern kaufen es zunächst die Juden [1]. Den Jerusalemer-Balsam findet man jetzt (1846) noch in dem Arzneischatze der Mönche. — Vor allen Apotheken in Jerusalem zeichnet sich die griechische, wenigstens durch Reinlichkeit und Glanz, durch das geschmackvolle Aeußere aus. Die technischen Bezeichnungen sind in griechischer Sprache prächtig angeschrieben. Aus dieser Apotheke im großen griechischen Kloster erhalten die rechtgläubigen Pilger und armen Einwohner der Stadt die Arzneien unentgeltlich [2].

Ueberdies findet man am Markte Arzneiwaaren käuflich, wie es auch in früherer Zeit schon der Fall war [3]. Im Suk el-Attârîn, am Südende auf der Westseite, sah ich die Arzneibude eines Moslems, dem sein junger Sohn beistand, und ich nahm hier folgendes Verzeichniß vorräthiger, käuflicher Arzneien auf: Baldrian (Sûmbol, nach meinem Ohre Sûïnbol), Kamillen (Babû'nidsch), Borax (Tenkâ'r, eigentlich persisch), Galbanum, Brechweinstein (Ta'rtîr me'tik), Ipekakuanha, Malve, Santalum rubrum, Asarum (Katrû'n, nach dem Herbarium in Jerusalem âsârûn berri), Veilchenwurzel (Schûrsch Bene'ffedsch, von Damaskus bezogen), Anis (Jânîssû'n), Kermes, Sassafrasholz, Rosmarin (Hassâlebân), Cerasus silvestris amara (Mahaleb, nach meinem Ohre Ma'chleb), Tamarinden, Chaû-

---

[1] 1 ℥ koste in Jerusalem 6 Piaster. *Wilde* 2, 383 sq.

[2] Rafalowitsch im Ausland, 1847, 1084.

[3] Es sind In Iherusalem zwo Crütz gassen, die gand bed durch die statt, die sind ganz gewelbt, So das kein regen darInn kunt, vnd sind allweg by eim steinwurf löcher, das man gesicht, denn es ist finster da vnden, das man dick zu zitten muß lichter bruchen. Da sint die Appoteggen vnd gewand (Tuch-) gädmer, vnd mengerley krämery. Schürpff (1497) im „Geschichtsfreund" der 5 Orte 8, 217. Vgl. meine Denkblätter 143 ff. „Simplicia zur Artzney bey den Türcken gemein"; man finde sie bei den Krämern. Rauhwolff 580.

lâ'n, Jalappa, Rheum (Rawâ'nd), Süßholzsaft (Rôb Sûs), Weinstein (Me'lech oder Meleh Tartîr), englisches Salz (Me'lech Inglê'si), Sarkokolle (Ansârû't), Muskatnuß, Magnesia (Tabaschî'r Hendi), Tragakanth (Ketîreh, nach meinem Ohre Ektî'reh), Krebsaugen (Ain es-Serâttâ'n), Trunschbî'l, Leinsamen, semen santonici (Cherîsâneh), Bleiglätte (Martak, nach meinem Ohre Ma'rtekeh), Sarsaparilla (so lange ich bei dem Arzneihändler stand, wurde einzig diese Arznei und zwar von einem Soldaten gekauft), der armenische Bolus (Tarab [nach meinem Ohre Za'rab] A'rmeni), Aloe (Sa'brah [mu'rra, bitter]), semen cotonis (Habb Salâh ed-Dîn), Drachenblut (Demm el-êchûin, nach meinem Ohr êchûeh), Kanthariden, indische Gerste (Hendi Scheî'r), Myrabolanen (phyllanthus emblica), Bittersüß (Chascha'b Dschî'neh), Ginsâ'ra, Kardamomen (Habb el-Hân), Schischem, Zimmet, Ingwer (Dschinsi'bîl), Gewürznelken (Ka'lab Karu'nfel), Osterluzei (Sarâû'nd), Sensêfer, Färberbaum (Bese'r Kotû'ni), Senecio (Kersâneh; ich selbst hörte, ohne Zweifel aber nicht richtig, Châsa'meh), Kafû'r, Manna, Sennes, Doronicum scorpioides (Derundsch [Sidna]), Bibergeil, Salep, Gewürznelkenöl (De'hen el-Karu'nfel), Muskatenöl (Dehen Schôs et-Tîb), Dehen el-Erfi (oleum carvi), Kardamomenöl, Rohalîna (»Sulfato«), Araschîn (Arek Schîn?), De'hen el-Mana'star, Pfefferöl, Mo'rsafi (ein fränkisches Mittel)[1]. Die Ordnung, in der ich diese Medika-

[1] Hierbei waren mir behilflich: der **Droguier Arabe** in Berggren's **Guide Français-Arabe Vulgaire**; das medizinische Wörterbuch (Namen von Krankheiten, Arzneien u. s. f. auf lateinisch, deutsch, französisch, englisch, türkisch, arabisch, persisch, indisch-kaschmirisch) in Joh. Martin Honigberger's „Früchte aus dem Morgenlande" (Wien 1853. 513 ff.); des Castor Durante **Erbario novo (Venetia 1617)** mit Uebersetzung ins Arabische durch die Familie des preuß. Dolmetschers Dâûd el-Kurdsch, dessen Vater, Abu Dâûd, ich bereits oben nannte. Letztere Schrift ist Manuskript, und ich verdanke die Benutzung derselben einem Freunde, dem Stadtpfarrer **Dr.** Wolff in Rotweil. Sie könnte den Karakter einer **Flora Hirosolymitana** annehmen, wenn bei jeder Pflanze der Fundort in oder um Jerusalem angemerkt wäre, was nun leider gerade mangelt. Bei Seetzen (1, 380) Kafûr in Höffen eine wie die Möhre schmeckende Wurzel mit schwarzer Rinde, die man schält; sonst Kampfer.

mente und Droguen mittheilte, richtet sich genau nach der Mittheilung des Budeninhabers. Ueberdies haben die Juden in ihrem Quartiere Arzneihändler, deren Apotheken wirklich reichhaltiger sind; zumal zwei verdienen Beachtung. Die Ueberschriften sind hebräisch, die Reinlichkeit ist jedoch nicht vertreten. Was ich beim Moslem vergebens suchte, fand ich bei den Juden, das Kalomel, die Opiumtinktur, Theriak u. s. f. Wären die fränkisch eingerichteten Apotheken nicht vorhanden, so könnte der fränkische Arzt sich allerdings im Nothwendigsten behelfen, vorausgesetzt, daß er das Rezeptiren verstehe. Ich hatte Mensur, Wage und Medizinalgewicht mit mir genommen, und war mithin gänzlich vorbereitet; der Fall des Gebrauchs trat aber nicht ein. Auch hätte man weitbäuchige, in Hebron verfertigte Arzneigläser finden können. Die Juden befaßten sich schon seit sehr langer Zeit mit dem Arzneiverkaufe. Im J. 1438 waren sie übrigens ebenso wenig bewandert in der Kunst, Arzneien oder kurz das, was in die Apothekerkunst einschlägt, zu bereiten; Alles bestand im An- und Verkaufe[1].

Es wäre nun freilich hier am Platze, die verschiedenen Krankenanstalten, wie das Spital der Blinden, Griechen, Engländer, Juden (die im J. 1854 ein neues auf dem Zion, gerade gegenüber dem Ha'ram esch-Scherî'f, eröffneten) und andere Spitäler, die Anstalt für die Aussätzigen zu beschreiben; allein diese Beleuchtung findet sich in meinen Denkblättern aus Jerusalem.

## Pubertät und Fruchtbarkeit.

Es hat seine volle Richtigkeit, daß die Menstruazion in südlichen Gegenden insgemein früher eintritt, als in nördlichen;

[1] *Eliah de Ferrare* l. c. 333.

allein ebenso wahr ist es, daß die meisten Schriftsteller sich hier in großen Uebertreibungen gefielen. Im Allgemeinen werden die Mädchen im dreizehnten Jahre menstruirt [1]; manche schon im zwölften; wenige noch früher [2]. Man zeigte mir eine Jüdin von elf Jahren, welche schon seit zwei Jahren die Regeln hatte, und seit anderhalb Jahren verheirathet war. Klein, mädchenhaft, ohne entwickelte Brüste hatte sie doch nicht eigentlich kindische Gesichtszüge und Betragen. Man wollte mir gar als eine Merkwürdigkeit mittheilen, daß ein neugeborenes Mädchen einen menstruellen Abfluß von Blut aus der Scheide hatte; allein ich nahm es für eine gewöhnliche oder, wenn man lieber will, seltene Blutung, die keinen Typus innehielt. Man erzählte mir sonst einen Fall von einem Mädchen, das im neunten Jahre die Menses bekam und im zwölften Jahre schwanger war. Auch Dr. Fränkel kannte eine schwangere Frau von nur zwölf Jahren [3]. Ich sprach eine Frau, welche im dreizehnten Jahre geboren hatte. Sie war fünfundzwanzig Jahre alt, von rüstigem, blühendem Aussehen; doch hätte man sie für dreißig Jahre alt angesehen. Daß Mädchen von vierzehn Jahren Kinder gebären, ist schon ein häufiger Fall. Die letzten Geburten fallen in den Zyklus von fünfunddreißig bis vierzig Jahren. Die cessatio mensium

[1] Die türkischen, sagt Oppenheim (54), im zehnten; sed his effatis .. nullo modo fido, schrieb ich (Fragmenta observationum de profluvio menstruo. Trogae 1840. P. 16), gestützt auf die während meiner ersten Reise schon gesammelten Erkundigungen. Auch der sel. Wawruch (praktische Monographie der Bandwurmkrankheit. Wien 1844. 211 f.) nahm die Sache zu leicht, sprechend, daß in unserer Gegend bei Israelitinnen die Reinigung schon im 11. oder 12. Jahre eintrete, wogegen sie bei jenen, die an taenia solium litten, erst im 16. Jahre erscheine. Ich traf in der Schweiz mehrere Christinnen, die außerordentlicherweise im zwölften Jahre (Vgl. meine Fragmenta 13) und etliche, namentlich St. Gallerinnen auf dem Lande, die sogar im elften Jahre schon menstruirt waren.

[2] Tempus naturalis purgationis breve est unius diei et longum est 5 dierum. Et tempus breve interpolationis menstrualis est 20 dierum, longum est 30 dierum. *Auerrois* opp. med. 19 a.

[3] Nach Dr. Assuanni verheirathen sich Leute von diesem Alter.

beobachtet man zwischen dem vierzigsten und fünfundvierzigsten Jahre[1].

Die Weiber sind, wie in Syrien überhaupt[2], sehr fruchtbar, und sie gebären viel Kinder. Um die Unfruchtbarkeit zu heilen, wird von Hebammen und alten Weibern in den Harem der schreiendste Unfug getrieben. Nach Dr. Fränkel gab eine Frau ihrem Manne als Aphrodisiakum ein Pulver, welches Dysenterie hervorrief und den Tod herbeiführte. Auch dienen grüne Eidechsen als Aphrodisiakum[3]. Bei Männern ist die Impotenz häufig wegen des Beischlafes in zu zarter Jugend. Ein junger Jude wollte von mir sich seine Impotenz wegheilen lassen. Sie war nur Folge des zu frühen Heirathens, wodurch die noch nicht gehörig entwickelten Genitalien gemißbraucht und geschwächt wurden. Eine solche Impotenz verdient kaum, daß der Arzt etwas dagegen vornehme; Vernunft und Moral und voraus das Gesetz sollen zuerst das Ihrige thun. Dr. Fränkel klagte, daß der europäische Arzt sehr oft von den Eingebornen wegen Unvermögen um Rath gefragt werde[4]. Der Schlag Leute ist sehr libidinös, mehr als der in Indien. Mit Ausnahme der Franken, auch der fränkischen Juden und Jüdinnen, befreien sich die Einwohner an den Geschlechtstheilen von den Haaren, wie überall im Oriente.

---

[1] Kaum 32, 35 oder höchstens 40 Jahre alt verlieren die muselmänischen Frauen die Periode. Alter und Runzeln (letztere kann man auch bei uns zur Genüge sehen) folgen gleich darauf. *Brayer* 1, 366.

[2] Wittman 92.

[3] Vgl. Oppenheim 64, 91.

[4] Vgl. Volney 2, 359.

# Gesundheit und Sterblichkeit.

Man darf nicht behaupten, daß die Gegend von Jerusalem so sehr ungesund sei [1]. Es vereinigen sich allerdings einige Einflüsse, welche der Gesundheit mehr oder minder Nachtheil bringen. Dahin rechne ich das Zisternenwasser, als Teich-, wie als Trinkwasser, d. h., die von den Zisternen und etwa auch von der Bi'rket Hammâ'm el-Batra'k aufsteigenden Dünste und das aus jenen geschöpfte Getränke, selbst wenn, was nicht überall geschieht, diese zahlreichen Wasserbehälter oft genug und gehörig gereinigt würden. Eine andere Schädlichkeit bedingen die Gerbereien in der Stadt, zwischen Wohnungen, nämlich in der Nähe der Grabkirche [2]. Als nachtheilig für die Gesundheit betrachte ich ebenfalls, daß die Kanalisazion von den Abtritten aus nicht planmäßig genug durchgeführt ist, und daß namentlich der Inhalt der letztern, wenn ihn nicht ein Kanal aufnimmt, zu selten geleert wird [3]. Wenn behauptet wurde, daß es keine Kanäle gebe [4], so erinnere ich einzig an den Kanal, der von der Hâ'ret Dêr el-Frandsch durch die Hâ'ret el-Châ'nkeh und das Tarî'k el-âlâ'm, darauf im Wâd gegen das Hammâ'm el-Ain in einer Tiefe von etwa 6 bis 8' führt. 1835 sah ich

[1] Im Ganzen ist diese orientalische Gegend für den Nichteingebornen sehr nachtheilig, und man nimmt im Durchschnitte an, daß von 30 hieher (nach Jerusalem) geschickten Geistlichen kaum 10 nach drei Jahren zurückkehren. Röser, Tagebuch meiner Reise ꝛc. Mergentheim 1836. 479. Hätte dieser Arzt im Todtenregister nachgesehen, so würde er sich nicht so hoch über die Wahrheit verstiegen haben. Vgl. Denkblätter 29.

[2] Eine Gerberei, im Mittelpunkt der Stadt, amplifizirt der Missionar Ewald (Calw. Missionsbl., 1843, 75), verbreitet einen solchen Gestank über den bevölkertsten Theil der Stadt, „daß man sich nicht wundern muß, wenn Jerusalems Luft verpestet ist."

[3] In jedem Hause findet sich eine Grube, wohin das unreine Wasser u. dgl. fließt. Diese (Gruben) werden bei den Eingebornen um der Armuth willen selten geöffnet und gereinigt. Ewald a. a. O. Vgl. Denkblätter 211

[4] Wie in andern Städten. Ewald.

im Derb Si'tti Ma'riam einen Kanal ausbessern. Unter den schädlichen Einflüssen betrachte ich desgleichen nicht mit gleichgiltigen Augen den Schutt, welcher sowohl in den Gewölben der Stadt [1], als im Freien nahe bei derselben aufgehäuft ist. — Dr. Assuanni theilte mir mit, daß der Winter mit mehr Regen gesunder sei, als einer mit wenig Regen, und so fand er den regenreichen Winter 1845/6 viel gesunder, als den vorangegangenen, der sich durch Trockenheit auszeichnete, und Dr. Fränkel sagte, daß, wenn die Regenzeit beginne, Alles besser sei, und Alles dafür schlechter, wenn der Regen ausbleibe. Der Erklärer findet sich schon deswegen bald zu recht, weil ein regenarmer Winter mehr oder minder Mangel an Nahrung und Trinkwasser, zumal an gutem, zur Folge hat, der nicht ohne nachtheiligen Einfluß auf die Gesundheit sein kann. Die Trockenheit an und für sich möchte ich kaum als eine Schädlichkeit ansehen. Andere wollen die Beobachtung gemacht haben, daß die meisten Krankheitsfälle den Monaten Oktober, November und Dezember zukommen [2], wogegen Dr. Fränkel, nachdem es im Winter wenig Kranke, hingegen die meisten im Sommer gebe, jene Beobachtung nicht als verläßlich bezeichnete, ja umgekehrt geradezu behauptete, daß der Oktober, November und Dezember die gesundesten Monate des Jahres seien.

Ein Blick auf die Mortalitätsliste der lateinischen Gemeinde erlaubt uns, den Gesundheitszustand derselben und wohl schlußweise auch der übrigen Bevölkerung etwas näher zu würdigen.

---

[1] Da es etwas Geld kostet, den Unrath (Abgang und Staub von mehreren Jahrhunderten her) außer die Stadt bringen zu lassen, so tragen die Leute denselben in ein leer stehendes Magazin, und ist dieses voll, so wird die Oeffnung mit Steinen zugestopft (der Wahrheit nicht ganz gemäß). Solcher Kothmagazine, die oft 30' lang, 10' breit und 12' hoch sind, habe ich schon über 100 gezählt (es gibt eigentlich nur wenige solche Magazine). Fallen nun einige von den die Oeffnung verschließenden Steinen heraus, so wird Alles in eine Staubwolke gehüllt. Ewald; englisch p. 42. Vgl. Denkblätter 138; meine Topographie 1, 656.

[2] Scholz 298. Auch Röser hielt die „jetzige" Jahreszeit (13. Nov. 1834) für sehr ungesund (Tagebuch 479).

| | | | |
|---|---|---|---|
| Im J. | 1835 | starben | 13 |
| „ „ | 1836 | „ | 18 |
| „ „ | 1837 | „ | 14 |
| „ „ | 1838 | „ | 21 |
| „ „ | 1839 | „ | 43 |
| „ „ | 1840 | „ | 43 |
| „ „ | 1841 | „ | 19 |
| „ „ | 1842 | „ | 19 |
| „ „ | 1843 | „ | 14 |
| „ „ | 1844 | „ | 10 |
| „ „ | 1845 | „ | 36 |
| | | | 250 |

Im Durchschnitte jährlich 22 8/11.

Es starben in diesen Jahrgängen:

| bis 5 J. | v. 5—10 J. | v. 10—15 J. | v. 15—20 J. | v. 20—25 J. | v. 25—30 J. | v. 30—35 J. | v. 35—40 J. | v. 40—45 J. | v. 45—50 J. | v. 50—55 J. | v. 55—60 J. | v. 60—65 J. | v. 65—70 J. | v. 70—75 J. | v. 75—80 J. | v. 80—85 J. | v. 85—90 J. |
|---|---|---|---|---|---|---|---|---|---|---|---|---|---|---|---|---|---|
| 98 | 25 | 12 | 12 | 13 | 4 | 12 | 7 | 4 | 6 | 9 | 8 | 10 | 12 | 9 | 6 | 2 | 1 |

Die Sterblichkeit der Kinder ist groß, doch nicht so groß, wie in Bethlehem; hingegen gibt es in Jerusalem nicht so alte Leute, wie in jenem Städtchen. In Jerusalem brachte es, wenigstens in neuerer Zeit, eine einzige Person (1842) auf 86 Jahre. Es ist gewiß, daß, wie auch Dr. Fränkel versicherte, hohes Alter in dieser Stadt selten vorkommt[1]. Ein solches seltenes Beispiel war der Patriarch Fulcher, der ein Alter von beinahe hundert Jahren erreichte[2]. Die Beob-

[1] In Palästina selten hohes Alter; in den 80ger Jahren sterben die meisten Greise. Die Zahl der Geborenen übersteigt gewöhnlich diejenige der Gestorbenen. Scholz 297 f. Vgl. meine Tabelle.

[2] *Guil. Tyr.* 18, 6. Im Widerspruch mit Scholz führte d'Arvieux (310) an, daß er noch ganz kräftige hundertjährige Greise, als wären sie nur 30 Jahre alt, fand, und Wittman (92), daß es vielfältige Bei-

achtung, daß den eingewanderten Juden kein langes Leben beschert sei [1], hat zum Theile ihre Richtigkeit. Uebrigens wußte Dr. Fränkel von einem hundertundsiebenjährigen Juden, und er erzählte mir auch, daß im J. 1845 ein siebenzigjähriger Jude ein Kind erzeugte. Die Leute, welche das höchste Alter erreichen, kommen aus Georgien. Das wahrscheinliche Leben der Jerusalemer-Lateiner fällt ins zwölfte Jahr, und die mittlere Lebensdauer beträgt $22^{101}/_{250}$ Jahre.

Vertheilt man die Verstorbenen, diejenigen abgerechnet, welche der Pest erlagen, auf die Monate, so ergibt sich Folgendes:

| Jahre. | Jenner. | Febr. | Merz. | April. | Mai. | Juni. | Juli. | August. | Sept. | Oktbr. | Novbr. | Dezbr. | |
|---|---|---|---|---|---|---|---|---|---|---|---|---|---|
| 1835 | 1 | 1 | 1 | 2 | 2 | 1 | | 2 | 3 | | | | 13 |
| 1836 | 1 | 1 | 4 | 2 | | | 3 | | 2 | 2 | 3 | | 18 |
| 1837 | 4 | 4 | | | | 1 | 1 | 1 | 2 | | 1 | | 14 |
| 1838 | 3 | | 2 | 2 | 5 | 3 | 2 | 1 | 2 | | | | 20 |
| 1839 | | | | | 1 | 1 | 2 | 1 | 2 | 5 | 3 | | 15 |
| 1840 | 3 | 4 | 3 | 2 | 1 | 2 | 2 | 1 | 6 | 4 | 6 | 3 | 37 |
| 1841 | 1 | 1 | 1 | | 2 | | 1 | 1 | 2 | 2 | | | 11 |
| 1842 | 1 | | | 1 | 2 | | 1 | 2 | 3 | 3 | 1 | 6 | 20 |
| 1843 | | | 1 | 2 | | 2 | | 2 | | 1 | 2 | 2 | 12 |
| 1844 | 1 | 1 | | 1 | | 2 | | 1 | 1 | 2 | 1 | 1 | 11 |
| | 15 | 12 | 12 | 12 | 13 | 12 | 12 | 12 | 23 | 19 | 17 | 12 | 171 |

Die Jahre 1838, 1839, 1840 und 1841 waren Pestjahre. Vom Julius (diesen Monat inbegriffen) bis zum 27. August 1839 starben 28 Personen einzig an der Pest. Was die Tabelle betrifft, so geht meine Meinung dahin, daß sie eine zu kleine Bevölkerung und zu wenig Jahre umfasse, vielleicht nicht

spiele des hohen Alters, sehr oft von 100 Jahren, zuweilen auch von 110 und mehr Jahren in Syrien gebe. Solche Behauptungen bedürfen noch gar sehr einer unbefangenen Prüfung bei Abgang ordentlicher Todtenregister.

[1] *Chateaubriand*, Itinéraire de Paris à Jerusalem. Paris 1836. 2, 63. Vgl. Denkblätter 348 f

genau genug sei, um aus derselben reine Erfahrungssätze herzuleiten.

## Einzelne Krankheiten.

Ich werde nunmehr der einzelnen Krankheiten gedenken, welche in Jerusalem beobachtet werden.

Fieber. Hitzige Fieber treten sehr häufig auf[1], auch im Gefolge des Sirocco. Der Typus ist sehr deutlich ausgesprochen[2]. Der König Herodes litt an einem hitzigen Fieber mit unerträglichem Jucken auf der ganzen Oberfläche des Körpers, an unaufhörlichem Schmerze der angeschwollenen Füße, an Entzündung der Harnblase, an Gangrän der Geschlechtstheile voller Maden, an Athembeschwerden, Gliederkrämpfen u. s. f.[3] Die febris acuta fordert eine antiphlogistische Behandlung[4]. Gegen den Durst trinkt man auch Zuckerwasser, nach welchem die Araber schon seit Jahrhunderten langten[5].

Das Nervenfieber oder der Typhus ist selten, auch

---

[1] In Syrien gewöhnlich während der Wintermonate sehr häufig. Wittman 92. Fieber eine gewöhnliche Krankheit. Dr. Hanow aus Philadelphia, der Palästina bereiste, in J. J. Sachs' Berliner med. chir. Zentralzeitung, 24. Nov. 1837, Spalte 940 ff.

[2] Vgl. Russell 4, 139 f. Röser (Krankh.) 85.

[3] *Fl, Joseph.* a. 17, 6, 5. Ueber die Krankheiten der alten Hebräer s. *J. B. Trusen,* die Sitten, Gebräuche u. s. f. 2. Aufl. Breslau 1853. Der Verfasser stellte viel Brauchbares zusammen; nur ist an ihm zu tadeln, daß er neuere Gewährsmänner, wie Röser und Pruner, nicht kannte.

[4] Während des Fieberfrostes setzen sich die Araber an die Sonne und trinken Wasser. *D'Arvieux* 308.

[5] Et diount, quod bibere zucherum cum aqua frigida removet sitim. Auenzohar (Abu Soher) Prohemium. Experiveruntque liquorem (vom Zuckerrohr) ad sitim sedandam Orientalibus usitatum. *Cotov.* 137

nach Versicheruug des Dr. Assuanni[1], und Dr. Fränkel nahm in einem Zeitraum von etwa drei Jahren kein Faulfieber wahr[2].

Die Gastrosen sind ziemlich häufig. Die Fieber erscheinen meist mit sordes gastrica. Die reine biliosa ist etwas selten[3], sehr selten die pituitosa[4]. In manchen Fällen folgte dem Gallenfieber das Wechselfieber[5]. Rohe Kost, das fast anhaltende Naschen von Zuckerwerk, das viele Kaffeetrinken, das überhäufige Tabakrauchen, die zu frühe und abusive Befriedigung des Geschlechtstriebes kündigen sich als Gelegenheits- oder als die Diathese begünstigende Momente gastrischer Krankheitsformen an, und gewöhnlich verordnet man Brech- und Larirmittel[6]. Bei Gallenfiebern oder doch bei den einheimischen Fiebern soll ein zeitiger und freier Gebrauch der Lanzette mit dem glücklichsten Erfolge gekrönt werden[7].

Die morgenländische oder Bubonenpest. Es kann mir nicht einfallen, eine schulgerechte Beschreibung dieser Geißel, auch von Jerusalem — zu liefern. Ich gebe mich zufrieden,

---

[1] Dagegen zählte Macgowan (l. c. 1842, 164) das Typhus fever zu den Hauptkrankheiten, die er zu behandeln hatte. Attacked nearly at the same time with typhus fever, during the winter of last year. *Macgowan* (Brief vom 21. Merz 1843) l. c. 1843, 258. Rafalowitsch, der ohne Zweifel Macgowan als Gewährsmann hatte, sagte (Ausland, 1847, S. 1084), daß im Herbste typhöse Fieber herrschen, nicht selten ziemlich schwere, mit Petechien, aber nie mit Anschwellungen äußerer lymphatischer Drüsen begleitet, häufig unglücklich endend.

[2] Zu Jerusalem herrschen im Herbste bösartige Fieber. Bramsen, Reise durch . . Palästina . . Jena 1818. 99.

[3] Fränkel. Assuanni theilte mir mit, daß die gastricismi, namentlich die biliosi, nicht selten seien. Dem Missionar Ewald (Calw. Missionsbl., 1843, 75) sagte das Klima von Jerusalem weniger zu, als dasjenige auf der Nordküste von Afrika, und er erlitt dort einmal Anfälle von Gallenfieber.

[4] Rafalowitsch zählte (a. a. O.) Verkältungen(?), Schleimfieber und rheumatische Uebel zu den Krankheiten durch das Klima.

[5] *Macgowan* l. c. 1842, 250.

[6] Nach Dr. Fränkel und nach Scholz (298), welcher letztere also fortfährt: Frommt die erste Medizin nicht, so läßt man sie gewöhnlich als unnütz stehen.

[7] *Macgowan* l. c

wenn es mir gelingt, die Geschichte in Beziehung auf Nosographie oder Epidemiographie einigermaßen zu vervollständigen. Ist beim ersten Auftreten der Pestfälle oder der Epidemie die Diagnose selbst für den geübtesten und erfahrensten Arzt ungemein schwer, so bietet sie nachher so wenig Schwierigkeiten dar, daß sie jeder Laie erkennt, der sich besonders an die Bubonen hält, ohne daß diese gerade ein pathognomonisches Zeichen abgeben [1], jedoch immerhin in der Gruppe der Krankheitssymptome eine hervorragende Stelle einnehmen. In der Mitte des vorigen Jahrhundertes versicherte ein Arzt zu Smyrna, daß ein eigenthümliches, pathognomonisches Zeichen das Thränen der Augen und eine mit weißlichen Pusteln besetzte Zunge sei [2]. In neuer Zeit unterschied man eine aura pestilentialis minor et major mit harten Bubonen, schwarzen Furunkeln und mit Pusteln, ohne daß das Allgemeinbefinden darunter litt [3]. Im Abschnitte der Aetiologie ist der Stein der Weisen noch nicht gefunden. Die Theorie, daß die Pest sich aus dem faulen Gestanke der Leichen oder Todten erzeuge [4], läßt sich an der Hand der Erfahrung nicht nachweisen. Seit Konstantinopel strenge Maßregeln gegen die Einschleppung der Pest beobachtet, obschon die dortigen zahlreichen Gräber innerhalb der Stadt einen Verwesungsgeruch zu verbreiten nicht aufhören, ist sie von derselben frei geblieben. Wohl kann man sagen, daß die Dünste oder das Gas von faulenden Leichnamen, so wie der unangenehm riechende Unrath in den verödeten Straßen [5] die

---

[1] Man vernehme die alten Aerzte, die — Bubonen mit bösartigem Fieber im Gefolge kannten, ohne daß sie sich für die Pest aussprachen. Ex inguinum tumoribus febres omnes malae, praeter diarias. *Hippocrat.* aphorism. 4, 55. Galenus bemerkt dazu: Alios vero tumores inguinum, qui sine causa manifesta fiunt, verisimile ex viscerum inflammationibus fieri.

[2] Hasselquist 582.

[3] *Brayer* 2, 230 sq.

[4] *Albucasis* Pr. 32, 4, 4.

[5] Die aus engen, fast verödeten, mit Haufen von Unrath angefüllten Straßen entsteigenden faulichten Dünste sind aller Wahrscheinlichkeit nach eine mitwirkende Ursache der Pest. Bramsen 95. Vgl. oben S. 21.

Entwickelung der Pest begünstigen. Irgendwie und irgendwo muß die Krankheit freiwillig entstehen, und die freiwillige Entwickelung derselben sowohl in Syrien, als Aegypten [1] ist glaubwürdig. Wenn ich auch dies zugebe, so möchte ich dennoch, den vielen Stimmen der Erfahrung ein Ohr leihend, die kontagionistische Ansicht nicht gänzlich aufgeben. Es wird doch schwerlich durch reine Thatsachen widerlegt werden können, daß die Pest nie und unter keinen Umständen verschleppt werde; die Kontagionisten haben bloß den großen Fehler begangen, daß sie der Giftigkeit des Ansteckungsstoffes zu viel Spielraum ließen, und die Inkubazionsperiode zu sehr verlängerten. Knüpft sich die Pestepidemie an eine Jahreszeit? Während zwei Seuchen machte man in Haleb die Beobachtung, daß die Pest gewöhnlich im Monat Hornung unter der Maske eines bösartigen Fiebers auftrat, im April aber die Larve abwarf und ihr Dasein durch Beulen und Karbunkeln bekundete. Das Uebel hörte gewöhnlich in den letzten Tagen des Julius oder in den ersten des Augustus auf [2]. Da man auch in Aegypten die Erfahrung machte, daß die große Sommerhitze der Epidemie Einhalt that [3], so kam man auf den Gedanken, daß die künstliche Hitze die gleiche wohlthätige Wirkung habe, und die Keimungskraft des Kontagiums vermindere oder zerstöre. Vor wenigen Jahren schickte

---

[1] Pruner (Krankheit. d. Orients. Erlangen 1847) 387. Wittman sagt (92), daß die Krankheit gewöhnlich aus andern Ländern nach Syrien gebracht werde. Nach Scholz (298) bringen die Pilger die Pest gewöhnlich aus Kairo oder Damaskus nach Jerusalem, und Erfahrungen sollen zeigen, daß die von Damaskus hergebrachte bei weitem nicht so viel Schaden anrichte, als die von Kairo. Auch nach Rafalowitsch (a. a. O. 1848, 1172) kommt die eingeschleppte Pest gewöhnlich aus Aegypten. Hinwieder bemerkt Prosper Alpinus (1, 16), daß die aus Syrien gen Kairo ziehende Pest milder sei, als jene aus der Berberei. Die Haleber glauben nach Russell (4, 185), die Krankheit aus Chillis, Aintab, Marasch, Urfa oder Damask mitgetheilt.

[2] *Legrenzi* 2, 393, 397. Aehnlich Russell 4, 187.

[3] In den Tagen, da die Luft mild warm war, erlagen viel Städter; hingegen nahm die Zahl der Todten ab, als die Luft heiß wurde, contrasegno evidente, che giova oltre modo il caldo per la traspiratione de corpi. *Legrenzi* 2, 397.

die russische Regirung eine Kommission von zwei Aerzten, einem Quarantänedirektor und mehreren Quarantänedienern unter der Leitung des Quarantänearztes aus Odessa, des Dr. Wratsko, nach Aegypten, um Versuche anzustellen. Die Kommission schlug, mit Genehmigung der ägyptischen Regirung, ihren Sitz in dem Militärkrankenhause zu Kairo auf. Infizirte Effekten wurden in einem geschlossenen und eigens dazu eingerichteten Lokale achtundvierzig Stunden lang einer künstlichen Hitze von + 48 bis 50° R. ausgesetzt. Man bekleidete damit sechszig Individuen von verschiedener Abstammung, sperrte sie zwei Monate lang strenge ein, und hielt sie nachher ebenso lange in strengster Quarantäne. Nicht ein Individuum erkrankte. Nachfolgends ist aber doch noch ein zur Kommission gehörender Sergeant im Spitale zu Groß-Kair an der Pest gestorben; er war mit einigen Mitgliedern der Kommission nach Unterägypten, zur Einsammlung von Pesteffekten, abgegangen [1].

Der Scharfsinn des Menschen beschäftigte sich in Betreff dieser Krankheit schon mannigfaltig mit der Prophylaxis. Im Kleinen und Einzelnen erreichte man bisher nicht den vorgesetzten Zweck, z. B. durch ölige Einreibungen [2], wohl aber in

[1] Froriep's neue Notizen, 1843, Nr. 581. Dr. J. F. Grohmann sagt (in seiner Schrift: **Das Pest-Contagium in Egypten und seine Quelle nebst einem Beitrage zum Absperr-System. Wien 1844. 231, 256**), es sei des sel. Bulard's Behauptung, daß sich das Pestkontagium mit einer Temperatur von + 50 bis 60° R. nicht vertrage, keineswegs in den Wind zu schlagen.

[2] Geben wir Allen, die sich irgend einer verdächtigen Berührung, für nicht rein, oder einer solchen ausgesetzt halten, den Rath, die Hände fleißig in Oel zu tränken, oder mit sehr verdünnter Chlorkalkauflösung zu waschen. Grohmann 220. Man müsse, sagt er ferner, möglichst warme Bäder meiden, wogegen kalte Waschungen und Bäder ersprießlich seien. In Konstantinopel waren, nach Brayer (2, 275), die öligen Einreibungen fast unbekannt; dafür bediente sich das Volk einiger abergläubischer, ekelhafter Mittel (ibi 274). Der Terpentin, sagt Auerrois (52b), hat etwas Eigenthümliches gegen das Verderbniß der Luft in dieser Krankheit **et theriaca major isti tempori epidemiali multum resistit .. in corruptione temporis calidi debent eligi loca alta, in quibus regnet ventus septentrionalis aërem mundificans. Sed si sit corruptio in sub-**

Familien oder im Großen durch Absperrung oder durch Entfernung in eine pestfreie Gegend. Das lateinische Kloster sperrt sich, wie die Geschichte lehrt, mit Erfolg ab [1]. Dem Ausspruche der Aerzte, daß die Dauer der Grenzkontumaz mit der Erfahrung nicht Schritt halte [2], trugen die Regirungen so weit Rechnung, daß die Kontumazzeit auf ein Minimum herabgesetzt wurde, welches den Handel und Verkehr kaum mehr belästigt, ohne daß dadurch die Gesundheit der herwärts liegenden Länder je ernstlich bedroht worden wäre [3]. Wie schmerzlich

---

stantia tota, habitandum est in domibus terraneis et cavernosis et loca alta vitare. universaliter res ventrem lenificantes hoc tempore optimae sunt, quemadmodum tamarindi, violae, calf et manna.

[1] In Haleb sperrte man sich über die Pest ab. Auch das Franziskanerkloster setzte sich in Quarantäne. „Ich übernahm gerne die Bewachung der Thüre (welche ohne meine Dazwischenkunft sich nie öffnete), um von außen durch einen Bedienten die wenigen Mundvorräthe zu empfangen, indem jener sie in Ferne in eine zinnerne Schüssel warf, damit sie, jedoch ohne Berührung mit den Händen, sorgfältig gewaschen werden können." Andere, selbst Türken, die sich nicht absperrten, begaben sich in eine gesunde Gegend. Al giorno d'hoggi nondimeno pare ch'habbino (die Türken) aperto gl' occhi, perche molti di essi all' essempio degl' Europei in tali congiunture si ritirano con le loro mogli, e figli in paese sano per isfuggire l'incontro, ed il pericolo. *Legrenzi* 2, 388 sq., 394 sq. Vgl. Russell 1, 338 ff.

[2] Ich glaube, daß eine Schachtel voll Pestgift, in unsern, mit guter Medizinalpolizei versehenen gesundern Orten Europa's vertheilt, wohl niemals eine Pestepidemie hervorrufen könne, und die Art unserer, auf falschen Prämissen beruhenden, den menschlichen Verkehr so sehr störenden, barbarischen Quarantänen ganz unnöthig sei. Röser (Krankh.) 39. Dies ist wohl zu stark. Wissen wir doch, daß die Pest im J. 1829 und 1837 in Odessa ausbrach, daß aber in der letzten Zeit der Vigilanz der Gesundheitspolizei wahrscheinlich die Beschränkung der Pest auf diese Stadt, die geringe Summe von 108 Todten und die nicht längere Dauer der Epidemie, als vom 6. Oktober 1837 bis zum 24. Februar 1838 zu verdanken ist. S. Die Pest in Odessa im J. 1837 von Dr. v. Andrejewsky, deutsch in Gräfe's und Walther's Journal für Chirurgie 27, 493 ff. Betreffend den Streit über Kontagiosität und Quarantänen s. ff. neuere Schriften: Pezzoni und Oppenheim oder die Pest ist als solche kontagiös und die Quarantänen also doch nothwendig. Von F. A. Simon jun. Dr. Hamburg 1843. Auto-da-fé der staatsgefährlichen Ketzerschrift Pezzoni und Oppenheim u. s. w. nebst authentischem Bericht über die 1835 in Cairo angestellten Pest-Impfungsversuche von F. A. Simon jun. Dr. Ebendaselbst. Angezeigt in der Neuen mediz. chirurg. Zeitung, 1844, August, 108.

[3] Vgl. Denkblätter 549 f

mußte ich im J. 1836 zu Triest während des vierzigtägigen Pestgefängnisses ein Vorurtheil der Aerzte büßen.

Die Therapie steht nicht auf dem gleichen Standpunkte, wie die Prophylaxis. Einer Menge Lobpreisungen von Arzneien[1] folgten jederzeit Sterbefälle. Abendländer, haltet die Pest von der Grenze ab, dann habt ihr auch nicht nothwendig, sie zu heilen.

Ich gehe nun zu der sehr lückenhaften Geschichte der Pest in Jerusalem über. Im J. 1168 machte sie große Verheerungen[2]. 1438 starben gegen neunzig Personen (wahrscheinlich Juden) an der Pest[3]. 1579 waren fast alle Abyssinier in ihrem Kloster infizirt[4]. Als der Franziskanermönch Quaresmio in Jerusalem sich aufhielt, richtete die Pest gräßliche Verheerungen, zunächst unter den Moslemîn, an. Da diese das Verschonterbleiben der Christen ungerne sahen, gossen sie das Leichenwaschwasser auf den Vorplatz der Auferstehungskirche, welchen der Christ häufig küßte, in der Meinung, daß die Ansteckung so mehr verbreitet werde; allein es verfing nicht. Uebrigens litt eine im August neu angekommene Franziskanerfamilie viel, und es starben an der Pest Guardian, Vikar und sechsundzwanzig Brüder[5]. Ob im Jahr 1801, da der von Ra'mleh nach Jâ'fa mit Pesttodten bedeckte[6] Weg einen schrecklichen Anblick darbot, die Pest auch in Jerusalem grassirte, ist mir nicht bekannt. 1812 wüthete in Galiläa die Pest furchtbar; in Safed überlebte kaum mehr der fünfte Theil der Bevölkerung. Manche

[1] Legrenzi z. B. (2, 396) rühmte den wunderbaren Erfolg vom Schröpfen mit starker Flamme an den schmerzhaften Stellen. Das Volk in Konstantinopel gebraucht gegen die Pest das Bezoardpulver. *Brayer* 2, 287.

[2] Chronicon *Guilielmi de Nangis* in der Bibliogr. des Croisades par *Michaud* 1, 338.

[3] Il y a une grande peste dans ces contrées, en Égypte, à Damas et à Jerusalem. *Eliah de Ferrare* l. c. 333.

[4] Breüning, Orientalische Reyß. Straßb. 1612. 225.

[5] *Quaresm.* 2, 54 sq. Denkblätter 309. Nach Russell (4, 186 ff.) herrschte die Pest in Haleb 1719, 1729, 1733, 1742 bis 1744, 1760 bis 1762, 1787.

[6] *Clarke*, Travels in various contries etc., deutsch in Joliffe's Reisebeschreibung 264.

flohen nach Jerusalem, wo die Seuche, durch die Flüchtlinge eingeschleppt, mit Heftigkeit um sich griff[1]. 1832, im Christmonat, brach zu Jerusalem die Pest aus[2]. Als im Pestjahre 1834[3] während des Kriegszustandes die Araber in die Stadt einbrachen, und die Vermeidung des Kontaktes unmöglich war, verlor das fränkische Konvent zweiundzwanzig Mönche[4]. Nachdem im April 1838 das Gerücht über den Ausbruch der Pest in Jâ'fa verbreitet und die Ankunft mehrerer Pilger von dort bekannt war, wurden in Jerusalem mehrere Häuser von der Polizei isolirt, mehrere Familien und einige Klöster setzten sich in Quarantäne — und die Pest brach aus. Wer immer konnte, eilte aus der Stadt, weil man deren Absperrung befürchtete; viele Einwohner lebten in den Feldern oder wanderten durch die Dörfer umher; alle Geschäfte stockten; die Märkte wurden am Jâ'fa- und Damaskusthore gehalten; die Missionarien hoben ihre Sitzungen auf, und verließen in besonderem Gottvertrauen am 30. April Jerusalem; mehrere Reisende eilten hinweg, und Andere auf dem Wege kehrten um. Am 18. Mai ward die Stadt wirklich abgesperrt, und blieb so bis zum An-

[1] *Schwarz*, A descriptive Geography of Palestine. Philadelphia 1850. P. 402.

[2] Voyage en Orient. Par J. *d'Estourmel* 2, 67. Den Dichter Lamartine hielt die Pest ab, so daß er die Stadt mehr von Ferne sah.

[3] Röser (Krankh.) 43. Pruner 387.

[4] So wurde mir in Jerusalem mitgetheilt. Dagegen sagt der Herzog von Ragusa (Voyage .. en Paléstine. Bruxelles 1837. 3, 31), daß von 40 Mönchen im Salvatorkloster 19 an der Pest starben, und Röser (Krankh. 44 f): Von 20 Erkrankten genasen 3. 2 Franziskaner flüchteten nach Bethlehem und lebten unter Zelten und tranken als Schutzmittel gegen die Pest ihren eigenen Urin; beide starben. Wegen dieses auch bei den Franziskanern im Kloster zu Bethlehem eingeführten Gebrauchs beklagten sich gegen mich Viele über Magenschmerz. Immer besser das ekle Mittel, welches verräth, daß der Franziskaner noch um ein paar Jahrhunderte in der Bildung zurücksteht, als der Exorzismus, den er im Morgenlande, wenigstens wider die Pest, für nutzlos hält, und womit er dagegen gerade im aufgeklärten Abendlande, in den Wirkungskreis der Aerzte hinübergreifend, das Volk berückt.

fang des Julius[1]. Im J. 1839[2], da die Franziskaner die strengen prophylaktischen Maßregeln durchsetzen konnten, starb kein einziger Mönch an der Pest, obschon der Pfarrer, statt wie die evangelischen Missionarien abzureisen, wie immer, sich so mit der pestkranken Bevölkerung in Berührung setzte und daher die Gefahr der Ansteckung für ihn nicht geringe war. Auch 1840 und 1841 war die Seuche ein sehr unwillkommener Gast. Seither, bis 1855, ist, so viel ich weiß, die h. Stadt von der Pest frei geblieben[3]. 1845 und 1846 lag nahe beim Jâ'fathor eine kleine Quarantänehütte, worin sich ein fränkischer Quarantänearzt aufhielt, um wahrscheinlich keinen Reisenden in die Stadt zu lassen, welcher nicht die vorgeschriebene Kontumaz gegen Aegypten bestanden hat. So weit meine Untersuchungen reichen, herrschte in Jerusalem die Pest stets in der wärmern Jahreszeit, namentlich im Sommer oder Vorsommer[4].

In neuerer Zeit kam die orientalische Brechruhr allerdings auch in Jerusalem epidemisch vor[5]. Dr. Fränkel beobachtete die nicht epidemische Cholera öfter; in einem Hause mehrere Fälle. Er verordnete Klystire von Leinsamenabkochung, auch von Milch, und innerlich oleosa. Die Krankheit war nie tödtlich.

Die Hundswuth wird auch in Jerusalem, wie in andern Städten des Orients, nicht beobachtet.

Eine der größten Plagen dieser Stadt ist das Wechselfieber. Die Aerzte Macgowan, Assuanni und Fränkel

[1] Palästina von *Ed. Robinson*. Halle 1841 ff. 1, 412 ff.; 3, 287.

[2] Auch Robinson vernahm (3, 287), daß die Pest im J. 1839 und 1840 in Jerusalem grassirte.

[3] Bodenloses über den Ausbruch der Pest bei Hailbronner (Morgenland und Abendland. Stuttgart 1841. 2, 284) und Bramsen (99).

[4] Gewöhnlich im Mai und Juni, doch selten. Scholz 298.

[5] Als Dr. Pruner (374) 1831 in Jerusalem war, gelangte die Wandercholera nicht dahin, während sie in Bethlehem, in Ramleh, Jâ'fa und Gaza ihren Herd aufschlug. Vgl. auch die Weltseuche Cholera von Dr. *Pruner-Bey*. Erlangen 1851. 6.

stimmen mit einander überein, daß es sehr häufig[1], zu jeder Jahreszeit[2], am häufigsten jedoch im Frühling[3] vorkomme. Es verschont keine Klasse und kein Alter. Nicht ungewöhnlich ist es, sowohl saugende Kinder, als ihre Mütter an regelmäßigen Anfällen der Intermittens leiden zu sehen[4]. Der Typus ist in klassischer Reinheit ausgeprägt[5]. Man findet quotidianæ[6], tertianae[7] simplices und duplices (nach Assuanni), häufig quartanae[8]. Die Fieber sind gutartig[9]. Auch Dr. Fränkel beobachtete die pernitiosa nie. Man kann übrigens gar füglich eine leichtere und schwerere Form oder die Krankheit in einem minder und mehr vorgerückten Stadium unterscheiden[10]. Die schlimmere Form oder die weiter gediehene Krankheit ist sehr zähe, und man nimmt an, daß man sie ein ganzes Jahr nicht los werde. Fränkel will zumal auch viel verlarvte Wechselfieber beobachtet haben. Als Folgekrankheit der Intermittens bezeichnet man Anschoppungen im Unter-

[1] The principal ones (Krankheiten unter den Juden) which have fallen under my notice are rheumatism, ague.. Macgowan in Jewish Intelligence, 1842, 164. Sehr häufig. *Ibi* 318. At least one-half of the patients which come under my observation are affected in this manner. *Ibi* 319. Die Mehrheit der Fieber sind Wechselfieber. *Ibi* 1843, 317.

[2] Dr. Fränkel sagte, daß die Intermittentes beinahe nie ausgehen.

[3] In Judäa während des Sommers. Scholz 296. Im Frühling 1843 herrschten in Jerusalem bei sehr wechselnder Temperatur (Tag und Nacht 10° F. Unterschied) neben Katarrh und Pleuresien Wechselfieber, diese auch 1842 im Merz, und Dr. Macgowan bemerkte weiter (l. c. 1843, 259 sq.), daß er zur Annahme sich neige, that the spring is the season in which ague is most prevalent in this country. Vgl. Rafalowitsch a. a. O.

[4] *Macgowan* l. c. 1842, 318. Children of a tender age are often met with, suffering from the same causes, with pale face, and swollen, reminding me of the sickly population of the Pontine marshes in Italy. *Ibi* 319.

[5] *Macgowan* l. c.

[6] *Macgowan*. Verschiedene Typen. Rafalowitsch a. a. O. 1084.

[7] *Macgowan*. In Judäa drittägige Fieber sehr herrschend. Scholz 296.

[8] *Macgowan*, Assuanni, Fränkel.

[9] Rafalowitsch.

[10] Vgl. *Macgowan* l. c. 1843, 317.

leibe und Hydrops, welche den größern Theil der chronischen Krankheiten ausmachen[1].

Was die Kausalmomente anbelangt, so wird wohl der Mann der Wissenschaft keine Notiz nehmen von der Ansicht der ägyptischen, persischen und anderer orientalischen Aerzte, daß in den Menschen ein böser Geist gefahren sei, der folglich ausgetrieben werden müsse[2]. Man betrachtet als veranlassendes Moment rohe Kost, Genuß von rohem Obst, häufigen des Pfeffers[3], angeblich giftige Ausdünstungen vom todten Meere[4], zumal aber das Badewasser, welches in der Regenzeit gesammelt und in Brunnen und Teichen behalten war, besonders deswegen, weil diesen Wasserbehältern in Bezug auf Reinheit nicht die erforderliche Aufmerksamkeit geschenkt werde und das Wasser schädliche Eigenschaften annehme[5]. Wenn dann auch, voraus von Dr. Macgowan, behauptet wurde, daß das Wohnen in der Nähe des Patriarchenbadteiches sehr ungesund sei und sonderheitlich auch das Auftreten des Wechselfiebers zur Folge habe, so kann ich, auf genaue Erkundigung hin bei einem eingebornen Afterarzte, Abu Dâûd, der an jenem Teiche wohnte, versichern, daß dort das Wechselfieber nicht häufiger erscheine, als an andern Orten der Stadt, und daß sogar beim Eintrocknen kein unangenehmer Geruch wahrgenommen werde, weil das Wasser durch das Schöpfen in Bewegung gerathe; aber nicht bloß durch dies, füge ich bei, sondern auch durch die eine

---

[1] The prevalence of this complaint in so ill-conditioned a population, lays foundation of those visceral obstructions and dropsies. . *Macgowan* l. c. 1842, 319.

[2] Durch Exorzismus. Oppenheim 72.

[3] Scholz und Fränkel. Wie, wenn der Pfeffer als Mittel gilt, welches die Wechselfieber heilt?

[4] Schweflige. Scholz. Dr. Assuani theilte mir mit, daß die Wechselfieber besonders aufzutauchen beginnen, nachdem der Wind vom todten Meere her geherrscht habe. Vgl. Denkblätter 29. De zwavelreuk, waarmede de lucht is vervuld, fand van de Velde (2, 127) doch nur in der Nähe des todten Sees, wie vor ihm der Amerikaner Lynch.

[5] *Macgowan* l. c. 1842, 318.

Zeit lang beinahe tägliche Einströmung von Wasser und durch den Wind, welcher den Wasserspiegel selten in Ruhe läßt. Meine Meinung geht dahin, daß das schädliche Agens nicht in einem Teiche allein, in der Bi'rket Hammâ'm el-Batra'k, sondern in dem verlegenen Wasser der vielen nicht rein genug gehaltenen Zisternen, die zusammen mit ihrem Spiegel etwa 1/30 des ganzen Areals der Stadt einnehmen dürften, und zwar in diesem Zisternenwasser nicht als Trinkwasser, sondern in den schädlichen Ausdünstungen zu suchen sei [1].

Die Fieber weichen mäßigen Dosen von Chinin [2]; allein sobald sie einen höhern Grad erreichen und länger andauern, trotzen sie gerne der ärztlichen Behandlung. Die Einwohner selbst verlangen Tonika und Reizmittel; allein damit, voraus mit dem Verabreichen der China ohne Unterschied, werden große Fehler begangen [3]. Als Volksmittel gebraucht man Aprikosenkerne [4], gewöhnlich zerstoßenen Anis und Raute im Urin und Zitronensafte, welches ekle Gemenge man des Morgens trinkt. Die Leute pflegen auch vierzig Tage kein Fleisch zu essen. Dabei ist der Araber selten ohne Amulete, und der Exorzismus darf, in schlimmern Fällen, nicht unversucht bleiben.

Blutkongestionen und Entzündungen sind häufig.

Phrenitis sei selten; Fränkel beobachtete nur zwei Fälle.

Sehr häufig, namentlich die Kinder, befällt die Bräune, gewöhnlich von Katarrh begleitet. Sie war, nach Fränkel, immer gutartig, und heilte ohne Aderlaß. Ich selbst litt in Jerusalem an angina tonsillaris, der ich zu Hause unterworfen war, im Hornung 1846; es war die Form, bei der sich ein kleiner Abszeß bildete. Der Fall wurde nicht heftig oder be-

---

[1] S. meine Rezension der zwei älteren pruner'schen Schriften in Ditterich's N. med. chirurg. Ztg. 1848, 106.

[2] Rafalowitsch a. a. O.

[3] *Macgowan* l. c. 1843, 317

[4] Vgl. Oppenheim 59.

drohlich; doch beschäftigte er mich mehr oder minder ein paar Tage. Nach dem Eitererguß (am 21. Hornung) war das Uebel wie weggeblasen.

Häufig nimmt man, wenigstens unter den Juden, Stomakace wahr. Ich sah gräßliche Exemplare, denen die Kunst nicht leicht beikommen konnte, und welche den Arzt beinahe in Verzweiflung brachten. Ein jüdischer Knabe starb an dieser Krankheit nach großen Leiden. Schlechte Luft im Zimmer, die ebener Erde oder im Boden liegen und selten gelüftet werden, so wie schlechte, ärmliche Nahrung sind wohl die Hauptfaktoren bei der Erzeugung dieses Uebels.

Lungenentzündung. Sie tritt häufig auf, das ganze Jahr hindurch, namentlich im Sommer (nach Fränkel); auch im ungewöhnlich strengen Winter 1842/3 [1]. Der Verlauf ist, bei starkem Fieber und mit einer dicken crusta phlogistica, gewöhnlich gut; doch geht die Krankheit auch in Typhus über [2]. Uebrigens sterben Wenige. Fränkel wendete den Aderlaß, das salpetersaure Kali und, bei vorhandener Anzeige, auch den Salmiak an. Er beobachtete niemals die Komplikazion mit galligen Erscheinungen (pneumonia biliosa).

Die *Pleuritis* rheumatica beobachteten Fränkel und Assuanni hin und wieder [3].

Die Darmentzündung kommt dann und wann vor [4], namentlich auch in Form von colica inflammatoria. Man nennt sie Magenkrampf, und man behandelt sie mit cardiaca und antispasmodica, womit man den Zustand nur verschlimmert [5].

---

[1] *Macgowan* l. c. 1843, 132. Nach Assuanni tritt die Pneumonie hin und wieder auf.

[2] Einen Fall führte Macgowan (l. c. 1843, 318) an.

[3] Nach Macgowan herrschte im strengen Winter 1842/3 neben andern Krankheiten die Pleuritis vor.

[4] Nach Fränkel; die Krankheit scheine in dieser Gegend sehr gemein, sagt Macgowan (l. c. 1842, 163).

[5] *Macgowan* l. c.

Die Leberentzündung sehr selten; selten auch die Bauchfellentzündung, etwa bei Wöchnerinnen; doch beobachtete Fränkel die peritonæitis puerperalis nie, selten die Psoitis.

Dagegen ist die Augenentzündung eine sehr häufige Krankheit[1]; auch eine nicht seltene der Kinder; häufiger im Sommer[2]. Die chronischen Fälle wiegen vor[3]. Sie haben meist das skrophulöse Gepräge. Ich nahm ein paar schaudererregende Specimina wahr, die durch schlechte Behandlung von Seite weiblicher Aeskulape, durch Reizmittel bis zu dem so hohen Grade verschlimmert wurden. Der eine Fall betraf ein Kind und der andere einen skrophulösen jungen Mann, Sohn eines Rabbiners der Sephardim. Das rechte Auge des letztern Kranken war mit einer Chemose unter der Erscheinung einer ungemeinen Anschwellung oder Aufwulstung der Bindehaut behaftet, dergestalt, daß die Augenlieder nicht geschlossen werden konnten, und schon staphylomatisch erblindet. Unter den Entzündungen des Auges beobachtete Fränkel am häufigsten die Konjunktivitis. Der Uebergang der Augenentzündung in andere Krankheiten wird nicht selten beklagt. Unter den Nachkrankheiten nennt man vorab Verdunkelungen oder Flecken der Hornhaut[4], Geschwüre der letztern[5], staphyloma-

[1] Die Syrier haben keine besondere endemische Krankheiten, ausgenommen Augenentzündungen und (wenige) andere Krankheiten, die aber so häufig sind.. Wittman 91. *Macgowan* l. c. 1842, 318. Fränkel. Rafalowitsch a. a. O. 1084 Eine gewöhnliche Krankheit Palästinas. Hanow a a. O. An der Südostseite des Tiberiassees, im Haurân sind Augenkrankheiten, wie Augenentzündungen und graue Staare, Halbblinde, sehr häufig. Seetzen 1, 119, 356. Zu Sebarîn im Gebirge, unfern von Cäsarea Palästinä, nahmen den **Dr.** Kalley, der, zugleich Glaubensbote, mit einer Arzneikiste herumreist, um die Einwohner gratis zu heilen und — zu bekehren, Fiebernde, Wassersüchtige und voraus Augenkranke in Anspruch. *Van de Velde* 1, 259; vgl. 2, 179.

[2] Fränkel. In Aegypten die häufigsten und gräßlichsten Fälle während des Chamsîn. ***Prosp. Alpin.*** 1, 7. Vgl auch Wittman.

[3] *Macgowan.*

[4] *Roger* 314. *Macgowan.* Fränkel. Rafalowitsch.

[5] *Macgowan.* Gleich nach der Ankunft in Jerusalem beobachtete ich bei Anton, dem Bedienten in der Casa nuova des Salvaterklosters, ein Geschwür der Cornea.

töse Entartung[1], grauen Staar[2], so daß man in Jerusalem, wenn auch weniger, als in Aegypten[3], viel Blinde[4] oder Einäugige[5] sieht. Was den grauen Staar anbelangt, so war es Dr. Macgowan, der auf sein häufiges Vorkommen aufmerksam machte, und damit auch die Stiftung eines Hospitals motivirte[6]; allein andere Aerzte, Assuanni, Fränkel und ich, bezeugen einstimmig gegen ihn, daß die Katarakte in Jerusalem ein seltenes Uebel sei[7], und mir ist nicht bekannt, daß in dem neuen Spital während eines Zeitraumes von fünf Vierteljahren (bis Merz 1846) die Staaroperazion je vorgenommen wurde[8]; vor meiner Ankunft aber wurde, meines Erinnerns, der Staar ein paar Male von einem geschickten englischen Wundarzte gestochen. Forscht man den Ursachen nach, so läßt sich kaum leugnen, daß ärmliche und knappe Ernährung[9], schlechte Kost, sehr warme, mit Sand oder Staub angeschwängerte Luft, tief liegende oder im Boden steckende Wohnzimmer[10] zu Hervorrufung des Uebels Großes beitragen; allein man muß mit Bedauern gestehen, daß die letzte Grundbedingung dem Menschen, dem Arzte entgeht. Bei Behandlung der Ophthalmien ist der antiphlogistische Apparat die Hauptsache[11].

---

[1] Fränkel. Auch ich beobachtete das Staphylom.

[2] Von welcher Ursache der schwarze Staar, welchen Fränkel hin und wieder beobachtete, herrührte, kann ich nicht angeben.

[3] Rafalowitsch.

[4] Wittman. Fränkel. Rafalowitsch. Hier und da Blinde nach meiner Beobachtung.

[5] Rafalowitsch.

[6] Zu den Hauptkrankheiten der Jerusalemer gehören acute and chronic affections of the eye, especially cataract, which is very common. *Macgowan* l. c. 1842. 164 sq.

[7] Sehr selten, sagte Fränkel, der unter den Blinden keinen Kataraktenblinden sah.

[8] Ueber die Staaroperazion unter den Orientalen s. Oppenheim 133.

[9] Wittman. I am persuaded that poor and scanty diet is the chief cause of these afflictions. *Macgowan* l. c. 1842, 318. Vgl. Rafalowitsch.

[10] Wittman.

[11] Röser (Krankh.) 22. Vgl. über die Anwendung des kalten Wassers bei Fiebern und Augenübeln meine Siloahquelle u. s. f. 47 f.

Fränkel wendete jedoch keine Blutegel an, und setzte Werth auf Abführmittel. Zeitig zur Sache zu thun, ist wohl die erste Aufgabe; nicht selten aber wendet sich der Kranke erst halb oder ganz blind, schon verpfuscht, an den Arzt [1]. Der Einwohner schenkt der fränkischen Ophthalmiatrik wenig Zutrauen. Das Volk bedient sich eines Pulvers, das ich nicht erkennen konnte. Im vorletzten Jahrhunderte wendete man gegen die Hornhautflecken eine Mischung von einer Drachme Salz und einem Glase voll weißen Weins, ins Auge träufelnd, an [2].

Das Erysipel, zumal die Gesichtsrose, mit gastrischer Note, beobachtet man ziemlich oft. Beim Volke ist das Reiben, Quetschen und Drehen gegen die Krankheit im Gebrauche [3]. Auch legt man einen mit rother Farbe (Erde) und mit Urin angemachten Brei über den leidenden Theil [4]; desgleichen soll ein übergezogener Seidenfaden das Umsichgreifen des Uebels beschränken.

Rheumatismen gehören zu den Hauptkrankheiten, von welchen die Jerusalemer befallen werden [5], und zwar das ganze Jahr hindurch, im Sommer aber seltener. Sie treten nicht sehr heftig auf, doch auch oft mit Fieber. Häufig ergreifen sie die Kopfschwarte, weil die Kopfhaare rasirt werden, hauptsächlich aber die Brusttheile und den Nacken. Fränkel meint, daß die Disposizion durch das warme Verhalten besonders gesteigert werde. Den rheumatismus chronicus nahm er nicht wahr [6].

[1] Der Jerusalemer-Prediger Kyrillos sagt (catechss. 2, 3.): Ophthalmiam incœptantem tempestive cura, ne cæcus factus, tum demum medicum queras.

[2] *Roger* 314. Vgl. meine Topographie 1, 560.

[3] Wie die Abkömmlinge von Fatime das Erysipelas wegblasen, s. bei Brayer (1, 46, 48).

[4] Aehnliches in der Türkei s. bei Oppenheim 77 f. Auch Fränkel sprach vom rothen Tuche.

[5] *Macgowan* l. c. 1842, 318. Fränkel. Vgl. Rafalowitsch a. a. O.

[6] Gegen Gicht und Rheumatismen bedienen sich die arabischen Aerzte noch der pulverisirten Mumie, die sie mit Oel zu einer Salbe anmachen. Oppenheim 73 f. In Kalâat Maleh, zwischen Dschenîn und dem Jordan, gebrauchen die Einwohner die dortige warme Schwefelquelle gegen Rheumatismen. *Van de Velde* 2, 296.

Die Gicht nicht häufig, doch hin und wieder bei alten Leuten[1]. Das Podagra selten.

Katarrhe herrschen das ganze Jahr hindurch sehr häufig, jedoch am häufigsten beim Frühregen[2]; am liebsten beim Vorherrschen kühler Ostwinde[3]. Der Katarrh erscheint meist als Bronchialkatarrh. Die Krankheit, in milder Form sich ankündigend, verläuft schnell, selten von einem gelinden Fieber begleitet; sie entscheidet sich, wie man allenthalben weiß, durch Schweiß. Ich litt an einem leichten Katarrh zweimal, nach meiner Ankunft in Jerusalem (November 1845) und an einem Schnupfen im Hornung 1846. Der Uebergang in Phthisis steht nie zu erwarten. Es heißt[4], daß die Araber den Saft vom Ascheir-Baume an die Jerusalemer-Droguisten verkaufen, die ihn gegen heftige und hartnäckige Katarrhe anwenden.

Eine skirrhöse Verhärtung des Magens beobachtete ich bei einem Abyssinier im Kloster bei der Grabkirche (Dêr es-Sultân).

Dr. Macgowan will unter den Hauptkrankheiten der Jerusalemer-Bevölkerung Anschoppungen und Anschwellungen der Unterleibseingeweide, mit welchen die Wechselfieber in pathogenetischem Zusammenhange stehen, gefunden haben[5].

---

[1] Fallmerayer sagt (Augsb. Allg. Zeitg., 1851, 4155a): Splitter von Pyrakanthenholz werden im griechischen Kloster zu Jerusalem als Reliquien vom echten h. Kreuz noch heute gläubigen Seelen anempfohlen, und ich habe es selbst 1832 gesehen, wie ein von Kopfgicht geplagter Inselgrieche ein fromm und theuer bezahltes Stück dieses Dornstrauches um die Schläfe band, und wirklich den Schmerz augenblicklich wie durch Magie vertrieb, später aber wieder bekam, nicht aber das ausgelegte Geld. Vgl. die letzte Anm.

[2] So Fränkel. Damit stimmt Macgowan's Ausspruch überein, daß im Winter 1842/3, der ein englischer Frühling war, neben wenig andern Krankheiten die Katarrhe vorherrschten (l. c. 1843, 132).

[3] During the long prevalence of the cold (?) east winds, we had an epidemic catarrh, resembling influenza, which tell most severly on young children. *Macgowan* l. c.

[4] Nach Burckhardt *Mislin*, les Saints Lieux. Paris et Lyon 1851. 2, 304.

[5] L. c. 1842, 318 sq.

Bei allem dem, daß Jerusalem den Namen Muristâ'n für ein Minaret in der Nähe der Grabkirche bewahrt, beobachtet man die psychischen Krankheiten selten, wenn man etwa den Blödsinn abrechnet. Die Kranken gelangen nicht in die Hände der Aerzte, sondern in die der Schêch oder der Klostergeistlichen. Der Selbstmord ereignet sich nicht [1].

Die Hypochondrie häufig, vom sitzenden Leben herrührend. Ebenso die Hysterie häufig [2].

Von Fallsucht kannte Dr. Fränkel zwei Fälle [3]; von Veitstanz einen.

Das Zittern sehr häufig, vom Uebergenusse der Liebe.

Einen Fall von Tetanus erlebte Assuanni. Bei Kindern beobachtete ihn Fränkel nicht selten, und fand das Gelegenheitsmoment in den Würmern.

Asthma nicht häufig; das Herzklopfen selten. Ein Fall von außerordentlichem Herzklopfen besserte sich, nach Fränkel, wesentlich auf die Anwendung von Anthelmintica.

Der Husten nicht besonders häufig, kann jedoch bei Kindern heftig werden. Der Keichhusten kommt vor, auch epidemisch.

Einen Fall von Singultus beobachtete Fränkel.

Die Migräne selten.

Das Zahnweh häufig. Dagegen werfen die Araber Bilsenkrautsamen auf Kohlen und lassen mit gutem Erfolg den Rauch durch einen Trichter auf den Zahn streichen [4]. Es gibt

---

[1] Sehr selten in der Türkei. Oppenheim 101. Vgl. meine Topographie 1, 371; 2, 502 f., 835 f.

[2] Fränkel und Assuanni. Fast alle Frauen sind hysterisch. Sieber 120. Bei Behandlung der Hysteralgie in der Levante, sagt Hasselquist (586), füllt man eine Dattel mit Mastix. Die Räucherung zieht die Kranke in die Nase. Oder man legt ein Ei von der sepia octopodia aufs Feuer, und läßt den Rauch durch Mund und Nase ziehen.

[3] Stercus cameli abscindit fluxum sanguinis ex naribus, et quando bibitur cum medicinis, epilepsiæ confert. *Auicenna* 2, 2, 603. Noch heutzutage wird, nach Fränkel, der Kamelmist zu Kataplasmen verwendet.

[4] *Roger* 314. Was Fränkel bestätigte

unter den Jerusalemern viel schlechte Zähne. Zum Zähneputzen bedient sich bekanntlich der Mohammedaner der Zahnbürste von Schweinsborsten nicht, wohl aber des Zahnstochers. In Jerusalem verkauft man als solchen einen aus Mekka hergebrachten, weißgelblichen Holzstift (Erk el-ê'gher) von 6″ Länge und angemessener Dicke[1]. Zur guten Erhaltung der Zähne herrscht auch die Sitte, Mastix zu kauen[2].

Die Kardialgie kommt häufig, Sodbrennen nicht, Kolik oft, meist die colica saburralis vor.

Paralytische Krankheiten sind häufig; die Apoplexie sehr selten.

Oft beobachtet man die Ohnmacht.

Dysphagie kommt auf Angina vor.

Von Aphonie beobachtete Fränkel zwei Fälle. Ein an Würmern leidendes Mädchen sprach über eine Woche nicht mehr, bekam aber die Sprache wieder, nachdem es anthelminthisch behandelt worden.

Dyspepsie häufig.

Die Hektik ist sehr selten, die Phthysis noch seltener, wie überhaupt Syrien von Brust- oder Lungenleiden wenig heimgesucht wird[3]. Nie fand ich Gelegenheit, die Lungen-

[1] *Brayer* 1, 163 sq Oppenheim 44. Nach Brayer dient als Zahnstocher ein frischer Fenchelstiel, nach Oppenheim der dünne Ast einer markigen Staude. Orrk, das ich an unser Erk lehnen möchte, ist, nach Seetzen (1, 272), eine in der Gegend von El-Hassa in Bahhreîn wachsende Pflanze, woraus die Araber die beßten Lanzenschäfte verfertigen.

[2] Allgemein in den Harem. Oppenheim 43.

[3] Wittman 92. Röser (Krankh.) 79. Prunner 283. Röser erzählt das Unrichtige, daß das Nargilehrauchen und die allgemein gebräuchliche Art des Rauchens aus gewöhnlichen Tabakspfeifen durch Verschlucken des Rauches in die Lunge zur Erzeugung der Lungensucht in Syrien viel beitragen. Joh. Mesue (Mesuieh, F o CXV) überliefert: Tempus autem magis aptum, ut faciat cadere in phthisim et quod vehementius nocet factis phthisicis, est autumnus (gilt natürlich für die Südländer), et constipatio borealis multum dominans, et maxime quando præcessit auster: aut constitutio austrina, quam præcessit boreas. Et ex eis est regio borealis multum frigida et sicca, et cibi et potus ejus, et quæcumque hoc cursu præcedunt. Curare autem phthisim, quæ vehementer impressit et diuturnavit, impossibile est, et proprie quando

schwindsucht zu beobachten, wenn ich eine Frau ausnehme, die ihre Krankheit aus London herschleppte, und zugleich an Erosionen des Darmkanals litt[1]. Die phthisis laryngea et trachealis, so wie die hepatica, renalis, vesicalis, mesenterica, die tabes nervosa, den marasmus senilis nahm Fränkel nie wahr.

Die Atrophie ziemlich häufig, meist die skrophulöse.

Die Wassersucht, namentlich der hydrops ascites, kommt oft vor. Sie ist, wie wir erfahren haben[2], fast immer Folge des Wechselfiebers, wird aber auch durch den Genuß geistiger Getränke hervorgerufen. Ich sah eine kranke Jüdin, ein seit einem Jahre verheirathetes Kind von vierzehn Jahren, das am hydrops ascites litt, und bei den außerordentlichen Leiden in einer Art Hängematte, gleich der morgenländischen Wiege, lag, d. h., auf einem starken Wolltuche, das an den vier Zipfeln aufgehängt war. Die Brustwassersucht beobachtete Fränkel einige Male, den Wasserkopf einmal, die Hautwassersucht oft.

Ziemlich häufig hat man es mit der Flatulenz, mit der Trommelsucht dann und wann zu thun.

Nasenbluten entsteht häufig bei wurmkranken Kindern. Das Blutspucken sehr selten, dagegen, gleichsam als Äquivalent, die Hämorrhoiden häufig. Um diese zu heilen, macht man, wie man anderwärts rühmte[3], in die Stirne einen Einschnitt. Der Gebärmutterblutfluß, dem zu meiner Zeit oder nicht lange vorher eine Entbundene erlag, kommt

---

continuatur ei lubricitas ventris, fastidium cibi . . Curare vero non diuturnam aut quæ non multum impressit, et in qua accidentia timoris nondum apparuerunt, fortassis præsumendum est, quamvis non sit facile.

[1] Vgl. meine Rezension des pruner'schen Werkes a. a. O. 100.

[2] S. oben S. 33 f.

[3] M. Malek nous vanta (in Jâ'fa) la vertu d'une incision faite au front pour guérir les hémorroïdes. *D'Estourmel* 2, 166. Der Türke hält die Hämorrhoiden für eine Wohlthat. *Brayer* 1, 186. Die türkischen und arabischen Aerzte rathen, ein roth glühendes Eisen auf die hervorragenden Knoten zu appliziren. Oppenheim 65.

dann und wann vor; auch die werlhofische Blutflecken-krankheit.

Fälle von unwillkürlichem Urinabgang zählte Fränkel zwei.

Der Schleimfluß der Blase wird beobachtet, häufig derjenige der Harnröhre; von Onanie vernimmt man nichts[1], was übrigens, in Betracht der so frühen Heirathen und des Lasters der Päderastie, begreiflich ist.

Der Durchfall kommt häufig vor, das ganze Jahr hindurch, zumal im Spätjahre[2], hin und wieder bösartig und in Dysenterie übergehend, meist die gastrische Form, selten im Begleite von Entzündung der leidenden Theile. Aus vernachlässigten Sommerdurchfällen entwickeln sich auch typhöse Fieber. Man schreibt das Erscheinen der Diarrhöe wie der Dysenterie der großen Hitze, dem häufigen Genusse von Früchten, wie Pomeranzen, jungen Mandeln und Aprikosen zu[3]. Oelige Mittel leisteten gegen dieses Uebel gute Dienste. Ich litt bei meiner Ankunft in Jerusalem an einer klimatischen, von der Diathese zu Hämorrhoiden begünstigten Diarrhöe, die mich wochenweise mehr oder minder plagte, doch ohne daß ich meinen Geschäften entsagen mußte, und die ich erst nach der Flucht zwischen Om Râsrâ's und Anâ'ta verlor. Etwa ein paar Monate später stellte sie sich auf den Genuß eines schwerer verdaulichen Naschwerkes (Chalwa) wieder ein, schwieg aber schon nach ein paar Tagen wieder, so daß ich mich aufs neue meiner Gesundheit und Rüstigkeit freute.

---

[1] Auch nach Oppenheim (100) ist die Onanie sehr selten.

[2] Macgowan sagte (l. c. 1843, 320), daß seit dem Anfange Mais (1842) Durchfall und Dysenterie vorherrschend waren; Rafalowitsch meldet, daß Durchfälle im Sommer sich zeigen und unter den Kindern wüthen. Der verdiente Dr. Schultz litt mehr oder minder an Fieber und Durchfall seit seiner Rückkehr aus Europa im J. 1850; als es ihm eben wenige Monate viel besser ging, fiel er vom Pferde, brach ein Bein, und, nur 6 bis 8 Wochen bettlägerig, starb er am 23. Oktober 1851. Jewish Intellig., 1851, 448. Vgl. Denkblätter 392, auch den Nekrolog über Schultz in der Beil. zur Königsberger-Zeitung vom 19. Merz 1853 (304).

[3] *Macgowan.* Vgl. Rafalowitsch.

Die Dysenterie ist ziemlich häufig, zumal zur Zeit der Feigen- und Traubenreife [1]; selten bösartig [2]; sehr selten mit Fieber; die rubra am häufigsten. Almerik, König von Jerusalem, litt an Dysenterie und starb im Julius 1173 [3]. Gut wirkt, nach Fränkel, das dowersche Pulver. Das Volk wendet gegen Durchfall und Ruhr Opiate, wie Theriak, in großen Gaben an [4].

Dagegen beobachtet man auch häufig die Stuhlverstopfung, namentlich die hämorrhoidale.

Strangurie und Dysurie selten, wie denn die Blasenkrankheiten ziemlich selten auftreten.

Die Kinderpocken sollen in Jerusalem selten sein [5]. Fränkel beobachtete sie während seines ganzen Aufenthaltes nie; ein Jahr vor seiner Ankunft, nämlich 1842, tödtete eine Epidemie eine große Anzahl Kinder, und im ersten Viertel des J. 1854, bei Theurung, etwa 1600 Personen [6]. Das Volk gebraucht in der Regel keine Arzneien [7]. Es wird Kuhpocken-

---

[1] Fränkel. Assuanni theilte mir mit, daß die Dysenterie im Herbste gerne herrsche. Vgl. die anderletzte Anm. und Rafalowitsch. Eine gewöhnliche Krankheit Palästinas. Hanow a. a. O. Auch Wittman zählt (91 f.) die Dysenterie, wie die Augenentzündungen, Blattern und verschiedene Fieber, zu den Krankheiten der Syrier.

[2] Molti di quelli che pigliano quest' infirmità, massime in Gierusalemme, stehen selten wieder auf. *Zuallardo*, Viaggio di Gierusalemme. Roma 1595. P. 44. Im J. 1846 raffte, nach van de Velde (2, 397), die Dysenterie zu Hermel in der obern Thalung des Orontes ein Viertel der Einwohner hinweg.

[3] *Guil. Tyr.* 20, 33. Vgl. oben Anm. 1 zu S. 11.

[4] So auch in der Türkei. Oppenheim 69.

[5] Scholz 296. Von Zeit zu Zeit wüthen die natürlichen Blattern. Rafalowitsch.

[6] *Ewald* 102. Calw. Missionsbl., 1855, 3.

[7] Von der merkwürdigen Behandlungsweise, mit der uns Albukasis (Pr. 31, 1, 10) bekannt machte, wußte Fränkel nicht, daß sie beim Volke Wurzel geschlagen habe. Jener sagt: Oportet medicum, cum incipiunt apparere hujusmodi signa, quod incipiat instillare oculis infirmi de aqua rosa bis in die et madefacere faciem ejus cum aqua frigida. Dies zum Schutze der Augen; zur Verhütung der Blattern schlägt er auch vor: Aderlaß, Schröpfen, bibant aquam nive infrigidatam ultima infrigidatione . . et abluant se in meridie cum aqua frigida et submer-

lymphe eingeimpft, allerdings nicht so durchgehends, wie in fränkischen Ländern[1]. Fränkel impfte in einem Jahre 250 Personen bis zum Alter von 15 Jahren. Die Schutzpocken verlaufen ganz regelmäßig. Den Impfstoff bezieht man aus London. Auch die Varizellen kommen in Jerusalem vor.

Die Masern sind sehr selten. Den Scharlach beobachtete Fränkel niemals[2]. Die Nesselsucht ist sehr häufig, und wird von Fränkel dem Genusse stark gesalzener, schlechter Fische zugeschrieben. Wenn dieser Arzt mir mittheilte, daß der Friesel von ihm nie beobachtet worden sei, so vernimmt man von Rafalowitsch, daß der blutige Friesel (purpura hæmorrhagica)[3] nicht selten sei. Macgowan schrieb ihn der Armuth und den Entbehrungen aller Art zu, welche die untern Volksklassen zu ertragen haben, und beobachtete eine gute Wirkung von der innern Anwendung der Eisenpräparate[4].

Die Mundschwämmchen sind sehr häufig, selbst bei Erwachsenen. Die Krätze zwar häufig, aber nicht hartnäckig. Im J. 1673 hatte der Kâdhi von Jerusalem ein mit einer sehr widerspänstigen Krätze behaftetes Kebsweib. Die ärztlichen Bemühungen, zuletzt mit der aqua stibiata, führten endlich die Heilung herbei[5]. Sehr häufig erscheint der Herpes in allen Formen[6]. Bei Fränkel erprobten sich als das beste

gantur in ea, donec corpus infrigidetur; et superponantur eis linteamina cum aqua frigida madefacta, et ventiletur quotidie erga eos, et bibat lac statim mulsum. Wahrscheinlich ist diese Stelle aus dem Werke von Rhazes abgeborgt. S. Dr. Ed. Schnizlein's Scharlachfieber. München 1851. S. 19 f.

1 In Syrien sind die Blattern oft so bösartig, daß die Leute manchmal zur Inokulazion verleitet werden. Wittman 92. Von der Art, wie, nach Oppenheim (55 f.), in Kleinasien die Weiber einpfropfen, erfuhr Fränkel in Jerusalem nichts. Rafalowitsch will, daß hier die Einimpfung wenig verbreitet sei.

2 Masern und Scharlach trifft man, aber nicht so häufig. Rafalowitsch.

3 Unter dieser purpura hæmorrhagica scheint die werlhofische Blutfleckenkrankheit verstanden zu werden.

4 Rafalowitsch a. a. O.

5 *Legrenzi* 1, 108.

6 Flechten in Konstantinopel dagegen selten. *Brayer* 1, 186.

Mittel die stipites dulcamarae mit species ad decoctum lignorum und äußerlich eine Zinksalbe. Sehr oft kommt der Kopfgrind vor, doch minder oft bei Christen, als bei Juden und Mohammedanern, so daß unter letztern wenig Leute von demselben verschont bleiben. Die sehr warme Kopfbedeckung soll den Ausbruch der Krankheit veranlassen.

Der Aussatz der Morgenländer (lepra orientalis), von den Arabern El-Baraß البرص [1] genannt. Diese Krankheit ist immer noch eine nicht so seltene Plage im Oriente [2], und zu Jerusalem trifft man in der Nähe des Zionsthores eine ziemliche Anzahl Aussätziger in ihren abgesönderten Hütten [3]. Die Vorboten dieses Ausschlages sind: Abgeschlagenheit der Glieder, im Sommer Schweiß vom Kopfe bis zum Nabel und von da trockene Haut [4]. Zuerst erscheint der Aussatz am Knie und Knöchel, dann an den Ellbogen, worauf er sich mehr oder minder über die ganze Hautprovinz verbreitet. Die Augen werden selten von Entzündung verschont [5]. Kopfweh, beschwer-

[1] Iben Abdallah Iben Sina (2, 1, 8) scheint albaras nicht in der ganz gleichen Bedeutung genommen zu haben; Albukasis nennt (Pr. 31, 1, 2) eine Lepraart albaras. Statt das in G. Victorius' Baderbüchlein (35 a) vorkommende Albraß auf das Arabische zurückzuführen, möchte J. Grimm im deutschen Wörterbuch (1, 203) ganz anderswo ausholen. In Jerusalem heißt man die Aussätzigen Masakin (Unglückliche), in Damask (Seetzen 1, 120) Mudschaein.

[2] Macgowan zählt das Uebel zu Jerusalems Hauptkrankheiten, die zu seiner Kenntniß gelangten (l. c. 1842, 164). Assuanni sagte, daß die Krankheit in der untern Klasse nicht selten sei, wogegen Russell (4, 143) den wahren Aussatz für ein seltenes Uebel in Syrien hielt.

[3] Die Beschreibung der Anstalt enthalten meine Denkblätter aus Jerusalem.

[4] So weit meine Erkundigungen an Ort und Stelle. Eine genaue Prodromologie s. bei Pruner (164). **Signa indicantia initium lepræ est, quoniam videtur auricula infirmi attenuari. Et alii dixerunt, quod sudat facie et pectore, et pedes frigescunt ita, quod amittunt motum, et fiunt venæ pectoris patentia (sic!) et manifesta atque conjuncta.** ***Albucasis.*** **Morphea alba, significat baras futurum. Tacvini ægritvdinvm.** ***Bvhalyhyha Byngezla*** (Abu Ali Iben Dschesla?) **Autore. Argent. 1532. LIIII.**

[5] **Lachrymantur oculi.** ***Albucasis.*** Nach Pruner (166) ist die Ophthalmie sui generis: die Bindehaut bis zur Hornhaut geschwollen und mit schwammigen Knoten bedeckt. Nach Rafalowitsch (a. a. O.) war bei einem Manne oder einer Frau die Hornhaut beider Augen zerstört.

liches Schlingen, Schmerzen des Kehlkopfes gesellen sich gerne zu dem Hautübel, und man wird kaum einen Kranken treffen, dessen Stimme nicht heiser ist [1]. Im höhern Grade der Krankheit fallen die Haare, zumal des Bartes und die Augenbraunen aus [2]. Ich sah ein paar Männer, die beinahe keinen Bart hatten; solche mit einem üppigen sieht man gar nicht. Selbst die Zähne fallen aus, und in einem Lande, wo ein schönes Gebiß, wenigstens außerhalb der Stadt, den Eingebornen auszeichnet, fallen die Verheerungen in den Reihen der Zähne etwas seltsam auf. Von sechs Kranken, die ich untersuchte, litten drei an Entzündung oder Geschwüren des Rachens [3]; auch sieht man eingesunkene Nasen [4]. Im höchsten Grade der Krankheit werden die Finger, seltener die Zehen (angeblich vom Brande) ergriffen, so daß sie abfallen [5]. Ich sah mehrere Aussätzige, denen eine Phalange der Finger fehlte, und eine Frau, die an beiden Händen keine Finger hatte. Die Stühle sollen

[1] Zeichen der weiter fortgeschrittenen Krankheit: raucedo vocis, anhelitus strictura, cutis asperitas. *Albucasis.* Die Stimme heiser, der Athem beklommen. Dr. J. Müller's Beitrag zur medizin. Topographie des Verwaltungsbezirks Budua in östr. Albanien, in den mediz. Jahrbb. des k. k. östr. Staates. 39. Bd. (1842), S. 354. Man nennt dort das Uebel mal di Breno. Eine schwache, nach Umständen feine oder rauhe Stimme, als käme sie aus einem unterirdischen Gewölbe. Pruner 165. Beim größten Theile die karakteristische heisere Stimme. Rafalowitsch.

[2] Quando protenditur tempus, depilantur pili superciliorum oculorum et pili nasi et palpebrarum. *Albucasis.* Pruner 166. Albukasis nennt die Art mit Abfall der Kopfhaare El-Nakaf.

[3] Vgl. Pruner 167. Rafalowitsch.

[4] Incipit Alpatan, i. e., distractio nasi et ejus profundatio. *Albucasis.* Die Nase sinkt ein, und das Gesicht wird zur sogenannten facies leonina. Pruner.

[5] Signa demonstrativa perfectionis leprae .. incipiunt cadere extremitates. *Albucasis.* Einige der Aussätzigen am Zionsthore bieten die schlimmsten Fälle der furchtbaren Krankheit, die ich je sah; manche hatten die Finger, Zehen, ja ganze Hände und Füße verloren. *Wilde* 2, 372. Gewöhnlich sterben bloß die Finger- oder Zehenglieder, manchmal wohl auch Fuß und Hand ab. Pruner. Von den Jerusalemer-Aussätzigen zeigten viele ganz dieselben äußern Kennzeichen, wie ich sie im J. 1846 in Skutari sah, nämlich Verlust der letzten Phalangen oder ganzer Finger, aber nur an den Händen, nicht an den Füßen. Rafalowitsch. Natürlich fällt auch den Laien der Gliederverlust auf. Seetzen 1, 99. *Ewald* 54.

schwärzlich und der Urin safrangelb sein. Die Neigung zum Beischlafe fehlt bei Einigen beinahe gänzlich[1]. Uebrigens liegt bei solchen, die mit der mildern Form der Lepra behaftet sind, die Zeugungskraft keinesweges danieder, weswegen auch die Leprosen, doch etwas selten und nur unter sich, heirathen[2]. Die Kräftigern, deren Geschlechtstheile in einem verhältnißmäßig gesunden Zustande sind, erzeugen kräftige Kinder, und ich sah eine schwangere muntere Leprose, die Frau des Schêch der Anstalt auf Zion, wahrscheinlich die gleiche, von welcher ein späterer Reisender erzählte, daß sie einen vollkommen gesunden, kleinen Jungen an der Brust nährte[3]. Fränkel und ich erfuhren, daß die in der Anstalt geborenen Kinder entfernt werden. Es scheint, daß es erst später geschehe. In der Regel befinden sich die Kranken während des Winters besser, und es soll das Siechthum beim Uebergange in die heißere Jahreszeit, ungefähr im April, bei Allen eine Exazerbazion machen, wodann die Lust zum Essen sich verliere. Nach von uns so sorgfältig angestellten Erkundigungen, als nur möglich war, bricht die Lepra erst mit der Pubertät oder etwa im fünfzehnten Lebensjahre aus[4], meist jedoch später bis etwa zum fünfzigsten Altersjahre. Sieben, die gefragt wurden, gaben 1846 folgendes Resultat:

| | Damaliges Alter. | Alter beim Ausbruche der Krankheit. |
|---|---|---|
| a. | 50 Jahre | 42 Jahre. |
| b. | 50 " | 43 " |
| c. | 50 " | 44 " |

[1] Wir haben durchaus nicht wahrnehmen können, daß die Aussätzigen mehr zum Beischlafe geneigt seien. Pruner 166. Von Salazität dagegen spricht Müller (a. a. O.).

[2] Vgl Strauß (Sinai und Golgatha. Berlin 1847. S. 207) und Rafalowitsch.

[3] Rafalowitsch.

[4] Vgl. Robinson 1, 404. The malady appears generally when they are about 12 or 14 years old. *Ewald.* Wir haben die Lepra selten an Kindern, und nie vor dem 6. Lebensjahre beobachtet; sie bricht öfter zur Zeit der Geschlechtsreife aus. Pruner 172. Entwickelt sich erst im 14. oder 15. Jahre. Rafalowitsch.

| Damaliges Alter. | | Alter beim Ausbruche der Krankheit. |
|---|---|---|
| d. 40 Jahre | . . . . . . . . | 32 Jahre. |
| e. 40 „ | . . . . . . . . | 34 „ |
| f. 40 „ | . . . . . . . . | 36 „ |
| g. 30 „ | . . . . . . . . | 15 „ |

Die Leute werden nicht alt [1]. Der älteste Kranke zählte etliche fünfzig Jahre. Der Tod erfolgt eher plötzlich, ohne eigentliches vorausgehendes Krankenlager, unter den Erscheinungen von Bangigkeit und Erstickung (Asphyxie).

Ich unterscheide vier Formen [2]:

1. *Lepra herpetica.* Sie ist von der Flechte sehr wenig verschieden, und mehr ein Uebergang von Herpes in den Aussatz. Diese Lepraform erscheint an den obern und untern Gliedmaßen.

2. *Lepra squamosa* (Schuppenaussatz). Man erkennt sie an großen, weißen (alphoides), schuppigen Borken von rundlicher Zirkumferenz und etwa 1" Durchmesser, zumal am Arme [3].

3. *Lepra luxurians s. tuberculosa* (Knollenaussatz) [4]. Sie unterscheidet sich durch ziemlich große, bläuliche Knollen oder Knoten, namentlich des Gesichtes, durch welche dieses ein sehr häßliches Aussehen überkommt, und die nicht mit Borken oder Geschwüren wechseln.

---

[1] Sie sollen es oft bis zum 40. oder 50. Jahre bringen. Robinson.

[2] Albukasis theilte die Lepra ein in den Löwenaussatz, der auf dem Boden der rothen Galle erzeugt ist, in den Schlangenaussatz, der auf dem Boden des Schleimes wurzelt, in den Fuchsaussatz, der aus dem Blute entspringt, und in den Elephantenaussatz, der von der schwarzen Galle herrührt. Riegler unterschied (Ueber einige Krankheiten im Oriente. In den östr. mediz. Jahrbüchern. 24. Bd., S. 129 ff.) zu Maltepé bei Konstantinopel lepra Graecorum, alphoides, melas und vulgaris. Vgl. die 3 Arten ἄλφος, μέλας und λεύκη in *Celsi* de Medicina l. 5. c. 28, 19.

[3] Verschiedene waren ganz weiß wie Schnee wegen des eigenthümlich schuppigen Aussehens, welches einige (?) Formen der Krankheit angenommen haben. *Wilde* 2, 372.

[4] Die L. tuberculosa oder tuberosa häufig in Aegypten. Röser (Krankh.) 66. Wenig. Pruner 173. Vgl. *Prosper Alpin.* 1, 14.

4. *Lepra exedens s. ulcerosa* (Schwäraussatz). Diese Form kennzeichnet sich durch große, die Haut zerstörende Geschwüre[1], besonders an den obern Extremitäten, und diese Form ist es, welche, wenn sie angeblich in Brand (Blasenbrand) übergeht, den Abfall von Gliedertheilen zur Folge hat[2].

Man darf diese Lepraformen nicht mit der Elephantiasis verwechseln, obschon diese nur gradweise und nicht wesentlich verschieden ist. Ich beobachtete die Elephantenkrankheit niemals in Jerusalem, und als man sie mir mit Sicherheit zeigen wollte, ergab es sich, daß es nur der Knollenaussatz an einem Unterschenkel war. Damit will ich nicht die Behauptung aufstellen, daß die Elephantiasis in der h. Stadt nie beobachtet wurde. Litt doch Balduin, König von Jerusalem, an derselben, als die Jahre der Mannbarkeit herannahten, auf eine sehr gefährliche Weise[3], und in neuerer Zeit will man dort eine Frau gesehen haben, welche, außer der Lepra, an dem Fußgelenke deutliche Spuren der warzenartigen Elephantiasis trug[4]. Obwohl der Aussatz seine bestimmten pathognomonischen Kennzeichen hat, so mag es doch Fälle geben, wo die Ausscheidung desselben von der sekundären oder terziären Syphilis schwer hält, zumal dann, wenn beide Krankheiten sich mit einander vergesellschaften[5]. Uebrigens liegt es außer dem Bereiche des Zweifels, daß in der Jerusalemer-Leprosen-

---

[1] Sequitur alcoba, i. e. pustulatio superficie corporis . . terribilia somnia et mala ulcera. *Albucasis.* Bei einem jungen Manne große, zum Theile schwärende Beulen an den Schienbeinen, so wie an Händen und Armen. Rafalowitsch. Vgl. Pruner (167), Müller (a. a. O.).

[2] Der Aussatz sagt, er liebe euch, während er euch die Finger abnagt. Sprichwort der Neger. Die Antillen von V. Schölcher. Stuttgart 1847. 274.

[3] Morbo elephantisiaco. *Guil. Tyr.* 21, 1.

[4] Pruner 170. Liniatur (in der Elephantiasis) crus in principio aegritudinis cum aloë, myrrha, acacia et croco cum vino forti et pontico, aut emplastretur cum stercore bovino, aut cum stercore caprino fortiter postmodum desuper . . Confert apud finem ægritudinis sepelire crura cum arena calida et calore solis vel ignis. *Albucasis* Pr. 28, 11.

[5] Wie Pruner bemerkt (170).

anstalt auch erquisite, durch das Aeußere zurückstoßende Syphilitiker untergebracht werden[1].

Ueber die Pathogenese herrscht noch viel Dunkel. Die Erblichkeit der Krankheit wird von den einen Aerzten angenommen[2] und von andern verworfen[3]. Meinesorts neige ich mich entschieden auf Seite derjenigen, welche behaupten, daß das Uebel manchmal erblich sei[4]. Die Kontagiosität des Aussatzes ist wohl nicht in dem Grade eminent[5], als man in früherer Zeit glaubte[6], oder als sie vielleicht auch war. Die Kranken selbst versicherten mich, daß sie nicht anstecken, entgegen der öffentlichen Meinung, die zwar sie in den Tempel gehen läßt, aber ihnen hier einen besondern Ort anweiset, und jede Berührung sorgfältig vermeidet. Einer theilte mir das

---

[1] Dies erzählt Pruner (172) von den Lepraquartieren zu Kypern, Jerusalem und Damask, und mir entging ebenso wenig, daß sich in der Jerusalemer-Biû't el-Maſakî'n auch Syphilitische befinden. Auf den abendländischen Aussatz, die Radesyge u. s. f. kann ich hier nicht eingehen Ich verweise deshalb z. B. auf Dr. E. Gräfe (in seinem und Walther's **Journal f. Chirurgie etc.** 1840, 29. Bd., 3. H., S. 480 ff.), auf Theodor von Bolschwing (Ueber Syphilis und Aussatz. 1839. Im gleichen Journal, 30. B, 2. H., 319. S.), welcher in Esthland und Kurland neben Radesyge auch noch Aussatz beobachtete. Nachlesenswerth sind bei Pruner (168 f.) die Sekzionsergebnisse.

[2] Et sunt ægritudines, quæ in semine hereditantur sicut *albaras* alba et tinea naturalis et podagra et phthisis, *lepra. Auicenna* 1, 2, 1, 8. *Albucasis* 31, 1, 2. Et aliquando accidit a generatione sicci leprosis: et major pars talium fit ab heriditate. *Auerrois* 15 b. Rafalowitsch.

[3] Wenigstens sagt Rafalowitsch (Ausland, 1846, 1384), daß die in Skutari verheiratheten Leprosen ihre Krankheit den Kindern nicht mittheilen.

[4] Pruner 173.

[5] Die Kontagiosität sei von dem früheren Maximum auf ein Minimum herabzusetzen. Pruner. Nach Bolschwing (a. a. O.) konnte die kontagiöse Verbreitung nicht nachgewiesen werden; auch Macgowan hält, nach Rafalowitsch (Ausland, 1847, 1084), die Krankheit nicht für ansteckend.

[6] Tertio modo pervenit ex conversatione cum leprosis et usu aëris corrupti. *Albucasis* l. c. *Larrey*, Mémoires et observations sur plusieurs maladies, in der Description de l'Égypte. 2. édit. Paris 1823. 8. T. XIII, p. 20 sqq. Prof. Röser in Athen (J. J. Sachs' mediz. Almanach für das J. 1842. Berlin. 517) setzt bei der diagnostischen Bestimmung einen Werth auf die eigenthümlichen Flecken der Innenhand, die er auch in gewissen Fällen für ansteckend hält.

Hirngespinst mit, das schon in den Schriften der alten arabischen Aerzte niedergelegt ist [1], daß der Beischlaf mit einem menstruirenden Weibe die Krankheit erzeuge. Wäre dies der Fall, so würde man in den Westländern den Aussatz nicht einmal so sehr selten antreffen. Man schreibt die Krankheit auch der Ernährung mit schlechten und verdorbenen Speisen zu [2], ohne mit gehöriger Reife zu überlegen, daß die Ernährungsweise bei uns vor Jahrhunderten und jetzt viel zu wünschen übrig ließ und läßt, mithin zu einer Zeit, da unsere Siechenhäuser bevölkert waren, und zu einer andern Zeit, da man diese Häuser und ihre Bewohner, die Aussätzigen, nur dem Namen nach kennt.

Man hält das Uebel, wenigstens die ausgebildetere Form, für unheilbar [3]. Im Lobotrophium zu Jerusalem werden eigentlich keine Heilungsversuche vorgenommen, wenn man die Aderlässe nicht rechnet, die jährlich bei jedem Kranken und angeblich ohne Erfolg veranstaltet werden [4]. Sonst pries man auch Blutegel und Schröpfen [5], Brech- [6] und Abführmittel [7], Antimo-

[1] Wenn ein Weib am 1. Tage der Menstruazion beschlafen wird, so bedingt es für das Kind Furcht vor Ansteckung vom 1. bis zum 12. Lebensjahre; wenn am 2. Tage, vom Anfange des 13. bis zum Ende des 24. Altersjahres; wenn am 3. Tage, vom Anfange des 26. (24?) bis zu Ende des 28. Jahres; wenn aber nach dem 4. Tage, so erzeugt es „Albaras". *Albucasis.* Aut propter coitum cum menstruata in diebus, quos dixit Zacharan. *Auerrois.*

[2] Fit (auch) ex nutritione malorum ciborum et corruptorum, sicut carnium vaccinarum et hircorum et caulium et melanginarum et similium. *Albucasis.* Prosper Alpinus beschuldigt schlammiges und faulichtes Wasser, Rind- und Kamelfleisch, halb faule Fische, den sehr gesalzenen Käse (Dschiben Ahalon), und Bruner (171) grobe Mehlkost, scharfe und gesalzene Gerichte (Käse und Fische), trübes, sumpfiges Wasser.

[3] *Albucasis.* Lepra illa a beneficio medicinarum curam non recipit, nisi fiant tempore crisis annorum, quam natura ordinavit (nach Zacharan). *Auerrois.* Vgl. Bruner (170), der übrigens einen Schimmer von Hoffnung auf Heilung durchblicken läßt.

[4] Bei dem Fuchsaussatze lasse man auf beiden Armen Blut aus der Ader Achâl. Der Aderlaß ist gut, wenn der Körper des Kranken trocken und rein von Morast und Fäulniß, das Aussehen von dem im gesunden Zustande nicht verändert, wenn die Venen angefüllt erscheinen, wenn der Urin dick und hochroth. *Albucasis.*

[5] *Larrey* l. c.

[6] Leprae forte medicamentum. *Auicenna* 1, 4, 13.

[7] Oportet purgare ægrum (den Löwenaussätzigen) cum laxativis (Aloe, Koloquinthen rc.). *Albucasis.* Leichte Abführungen. Bruner 174

nial-[1] und Merkurialpräparate[2], Bäder, z. B. mit Schwefelleber[3], Luftveränderung[4], Fasten[5], Schlangen[6], Zauberei[7] und eine Menge anderer Sachen. Daß man in dem schläfrigen Oriente für die Heilung des Aussatzes viel zu wenig unternimmt, ist eine ausgemachte Sache, und man muß sich wundern, daß die aufgeklärten Engländer, die eine übertriebene Sympathie für die Israeliten an den Tag legen, hier des Unglückes und des Elendes, des jämmerlichen Barbarismus stumpfsinnige Zeugen sein können. In der That ein wahres weites Menschenherz würde auch für diese Abscheulichen mit ihrem kahlen Kopfe, den triefenden, rothen Augen, der zertrümmerten Nase, den Knollen am erdfahlen Gesichte, mit den Geschwüren an den Armen, mit den zerstümmelten Gliedern Platz haben, um sie zu erleichtern, oder um, daß ich mich so ausdrücke, sie wieder in den Bund der menschlichen Gesellschaft aufzunehmen. Kultur vermag gegen den Aussatz wunderviel. Zum Beweise diene das beinahe gänzliche Verschwinden des unsaubern Geschenkes aus den Zeiten der Kreuzzüge im Abendlande.

Fragt man nunmehr, welche Form von Aussatz bei Moses zu verstehen sei, so trage ich kein Bedenken, die These anzunehmen, daß hauptsächlich die lepra herpetica, tuberculosa und ulcerosa gemeint war; denn man darf mit nichten glauben, daß zur Zeit Moses' nur eine Lepraform auftrat[8]. Es liegt

---

[1] Müller a. a. O.

[2] Röser (Krankh.) 66. Geschwefelte Merkurialsalbe; Jodmerkuroxydul. Pruner.

[3] Pruner 173. Mit Sublimat. Müller. Sandbäder. Pruner.

[4] Und Veränderung der Nahrung. Pruner.

[5] Der Kaiser Konstantinus verfiel in die Lepra. Da wurden Zauberer und Beschwörer gerufen; die Krankheit verschlimmerte sich; verschmitzte Griechen riethen das Blut von unschuldigen Kindern. Auf eine Erscheinung fastete er eine Woche, ging beölt ins Wasser (Teich) und genas. *Niceph. Callist.* eccles. hist. 7, 33.

[6] Joh. Mesuieh (F o 4).

[7] S. die anderletzte Anm.

[8] S. das 13. Kap. des 3. Buches Moses'. Im 2. Verse wird eine Bläschen-, Abszeß- und Knollenform angeführt, und später die Geschwürsform

zudem auf flacher Hand, daß die alten Juden die Ansteckung fürchteten und zwar in einem zu hohen Grade, weil sie eine allzu strenge, freilich in so weit eine gerechte Absönderung durchsetzten, als die Höhe des Ranges nicht angesehen war[1].

Furunkel und Karbunkel sind häufig an allen Stellen des Körpers. Die Intertrigo kommt vor, während Fränkel die Leberflecken, die Mitesser, die Warzen nie, wohl aber oft das Muttermal und auch die Alopecie, meines Wissens, nicht bloß die uns bereits bekannte lepröse, sah.

Die Bleichsucht ist nicht sehr häufig[2]. Von Blausucht sind Fränkel zwei Fälle bekannt; diese betrafen ein Kind und eine Frau.

Der Scharbock erscheint sehr häufig, und beschränkt sich meist auf den Mund. Bei einem sechsjährigen Judenmädchen beobachtete ich einen gräßlichen Fall von gangränescirendem Scharbock. Dieser zerstörte linkerseits einen Theil des Oberkiefers mit den umliegenden Weichgebilden[3], und endete mit dem Tode.

Gelbsucht sah Fränkel nur bei drei Personen, bei zwei Männern und einem Weibe, und zwar einzig bei Europäern.

---

namentlich mit den Worten: bar Fleisch. Uebrigens sind Moses' Unterscheidungen nicht überall sehr klar, und ich glaube, daß das 13. Kapitel nur ein Arzt, welcher die Lepraformen beobachtete und zugleich dasselbe im hebräischen Urtexte versteht, richtig auffassen und auslegen kann. Von der Verwandlung der Haare in Weiß, wie bei Moses steht, konnte ich mich nicht überzeugen, anders man deute den Satz dahin, daß da, wo die Haare ausfallen, der sie ausstoßende Schuppenaussatz zum Vorscheine komme. Vgl. Calmet's Biblische Untersuchungen. Bremen 1744. 2, 143 ff. Winer's Bibl. Realwörterbuch. Trusen 161 ff. J. B. *Friedreich*, zur Bibel. Nürnb. 1848. 1, 215 ff. Letzterer würdigt die Formen Zaraath und Bohak.

[1] Vgl 2. Buch der Chron. 26, 19 ff. Doch s. auch meine Topographie 2, 229.

[2] Bei den muselmänischen Frauen und Mädchen sind Bleichsucht, Amenorrhöe, weißer Fluß wenig bekannt. *Brayer* 1, 363.

[3] 1751 war der Skorbut unter den lateinischen Mönchen in Bethlehem allgemein. Diese, aus Furcht vor den Arabern in ihre Mauern beständig eingeschlossen, sahen sich in den Fasten genöthigt, eingesalzene Fische, statt frischer, zu essen. Hasselquist 169.

Die Skrophelsucht häufig und sehr hartnäckig; der Kropf dagegen kommt nicht vor.

Die Lustseuche, namentlich auch die syphilitische Ozöna, Rachengeschwüre, kommen häufiger vor, als man vermuthet[1], und es heißt, daß jene namentlich von Pilgern verbreitet werde[2]. Fränkel sagt, daß, nächst dem Leichtsinn, Unwissenheit und falsche Scham an der großen Verbreitung der Krankheit Schuld seien.

Die Wurmkrankheit ist sehr häufig[3], insbesondere die ascaris lumbricoides; nach Fränkel bei Juden, die aus Polen kommen, die tænia solium (zwei Fälle), und es ist nicht ausgemacht, ob dieser Wurm mit Veränderung des Klima sich verliere; nach Assuanni nie die tænia lata. Die Würmer sind ziemlich leicht zu beseitigen, und Fränkel trieb einem Mädchen in einem Tage dreiundfünfzig Askariden ab. Als Wurmmittel unter dem Volke nannte dieser Arzt zerstoßene Aprikosenkerne[4].

Die Lithiasis selten[5]. Fränkel kannte zwei Fälle, den einen bei einem Manne und den andern bei einem Weibe.

Die Unterdrückung der Menstruazion sehr häufig, wie überhaupt die Katamenien gar oft unregelmäßig sind. Uebrigens zeigt sich der Menstrualkrampf oder die Menstrualkolik selten.

Störungen in der Milchabsonderung kommen häufig vor, namentlich Entzündungen und Abszesse der Brust,

---

[1] Fränkel. Außerordentlich häufig in der Gegend von Tripolis (Syrien), aber gelinder. Seetzen 1, 228. Häufig in Syrien, wo die Selbstheilung nicht selten ist. Röser (Krankh.) 67. In Jerusalem Syphilis nicht selten. Rafalowitsch.

[2] Rafalowitsch. Zu einiger Erklärung des Gesagten vgl. mein Golgatha 427 f.

[3] Fränkel und Assuanni.

[4] So auch in der Türkei. Oppenheim 59. In Kalâat el-Hössen vertrieb ein Verzinner den Bandwurm mit Wasser, womit er die verzinnten Geschirre abgewaschen hatte. Seetzen 1, 356. Vgl. oben S. 41 Anthelminthica.

[5] Vgl. Röser (Krankh.) 72, Oppenheim 121 ff.

und die Warze ist oft wund, letzteres, nach Fränkel, deswegen, weil man das Kind nicht gleich anlegt, sondern, was doch etwas sonderlich klingt, zuerst durch einen Hund die Brust ansaugen läßt. Sollte man nicht etwa meinen, daß die Frau ihre Brustwarze von einem Hunde vorher bloß belecken lasse?

Von *phlegmasia alba dolens puerperalis* kannte Fränkel nur einen Fall, der tödtlich ablief.

Der *fluor albus* nicht häufig.

Bei den Kindern sind Exkoriazionen, wogegen Serachû'n, ein miniumfarbiger Stoff, gebraucht wird, Aphthen, Blepharophthalmien häufig; Trismus und Tetanus kommen vor, häufig die Eklampsie, gegen letztere als Volksmittel das Brennen des Nackens und der Stirne mit einem Stücke gebrannten, sehr erhitzten Thons oder mit einem Feuersteine; von Syphilis beobachtete Fränkel zwei Fälle; gegen Diarrhöe fand dieser Arzt Mandelöl, hydrargyrum concretum heilsam; häufiger tritt Erbrechen auf, weit seltener dagegen die Magenruhr; Fieber nicht oft; das Zahnen nicht so sehr schwer; *crusta lactea* und Kopfgrind sehr häufig, erstere sehr schwer zu heilen, wenn nicht darauf verzichtet wird, die Kinder an die Brust zu legen; gar häufig auch die häutige Bräune; das millar'sche Asthma nicht häufig; ein Fall von *spina bifida*; die *atrophia mesenterica* ziemlich oft; von hernia inguinalis congenita zwei Fälle, von Nabelbruch keiner. So viel nach Fränkel von den hauptsächlichsten Kinder- oder vielmehr Kleinkinderkrankheiten.

Wir wollen uns jetzt im Gebiete der Chirurgie umsehen, nachdem wir ein Stück der niedern Wundarzneikunst bereits näher betrachtet haben.

Fränkel sah selten Wunden, versichert übrigens, daß sie schnell heilen.

Quetschungen sehr selten.

Bei Verbrennungen nahm Fränkel Anlaß zur Bemerkung, daß sie, wegen der Wärmofen (Mankal), bei kleinen Kindern sehr häufig sind.

Geschwüre nicht häufig. Der Pilger Georg litt an vier sehr schlimmen Geschwüren des Afters, so daß er weder ordentlich reiten, noch gehen konnte[1]. Fränkel beobachtete nur einen Fall von Knochenfraß. Das Krebsgeschwür durchaus selten, wie der Lippenkrebs, der Zungenkrebs.

Die Panarizien etwas selten, nicht sehr selten dagegen Frostbeulen an den Händen.

Von Aneurysma kam Fränkel ein Fall vor; die Blutadergeschwulst sehr häufig.

Brüche sind nicht selten. Bei beginnenden Leistenbrüchen hat beim Volke das Bibergeil guten Klang[2].

Fränkel beobachtete die Thränenfistel in drei oder vier Fällen.

Entzündung und Eiterung des Ohres kommt vor; die skrophulöse Otitis und Otorrhöe häufig; die Taubheit nicht oft, und man trifft auch nicht viel Taubstumme.

Die Hasenscharte wird beobachtet.

Anwachsung des Zungenbändchens ist sehr oft der Fall. Man beobachtet auch die Vergrößerung der Mandeln.

Fränkel nahm einen Fall von Verengerung der Speiseröhre wahr.

Derselbe Arzt gab Empyem als vorkommend an, ohne daß er es aber operirte. Dagegen verrichtete er die Paracentese am Unterleibe.

Gelenkwassersucht, Psoasabszeß[3] kommen vor.

Verrenkungen ereignen sich nicht häufig, und in vorkommenden Fällen geht man zu Weibern und Afterärzten. Eine

[1] In ore clunis. *Georgii* Diarium peregrinationis transmarinæ. In *Pezii* thes. anecdot. nov. A. V. 1721. 2, 3, 581.
[2] Cauterium scroti in Hernia valere mihi dixerunt nonnulli in Syria, remedium ipsi experti. Hasselquist 595.
[3] Vgl. oben Psoitis 37.

durch den Arzt des Salvatorklosters vernachlässigte Verstauchung der Hand sah ich bei einem Franziskaner.

Fränkel beobachtete Vereiterung und Mortifikazion der Knochen. Der Knochenbruch ereignet sich nicht sehr häufig, und der Kranke läßt an sich alte Weiber und Afterärzte herumpfuschen. In kurzer Zeit wurden im englischen Hospital zwei Schenkelhalsbrüche behandelt. Der eine Fall betraf eine alte Frau, die, ausglitschend, im Krankenhause selbst das Bein brach[1]. Im J. 1673 erlitt ein Franziskaner in der Grabkirche bei einer frommen Rauferei mit den Griechen einen Schädelbruch[2].

Verengerung der Vorhaut kommt vor, desgleichen das Varikokele; ein Fall von Hodenskirrhus (Fränkel). Wenn auch anderwärts im Oriente der Wasserbruch häufig den Arzt beschäftigt[3], so beobachtete ihn Fränkel doch nie.

Dieser behandelte drei Fälle von Mastdarmfistel; ein Kranker starb. Bei kleinen Kindern fällt auch der Mastdarm vor.

Klumpfüße sieht man hin und wieder[4].

Die Geburtshilfe üben im Oriente fast ausschließlich die Frauen oder Hebammen[5] aus; Fränkel wurde in seltenen Fällen zu Jüdinnen gerufen. Ich will jetzt einiges Wenige, welches in dieses Fach einschlägt, und zu meiner Kenntniß gelangte, anführen.

Wenn in andern Städten des Morgenlandes häufig

---

[1] *Macgowan* l. c., 1851, 158.

[2] Man war genöthigt, das Schadhafte abzuraspeln. Der behandelnde Wundarzt erwartete noch die Ausstoßung des Sequesters, um erst dann abzureisen. *Legrenzi* 1, 195. Von einem Gipsfutteral, das nach Oppenheim (115) in der Türkei gebräuchlich sei, wußte Fränkel nichts.

[3] Oppenheim 123 f. Röser (Kht.) 53. Vgl. Pruner 281 f.

[4] Ich erinnere mich nicht, in Syrien und selbst in Aegypten zwei bucklichte oder verwachsene Menschen gesehen zu haben. Volney 1, 279.

[5] Scholz sagt (298), daß die Frauen in Jerusalem gewöhnlich keine Hebammen haben, was allein schon ein großes Unglück sei.

Abortivmittel angewandt werden[1], so weiß Fränkel nichts davon. Fehlgeburten kommen, wenigstens unter den Jüdinnen, sehr selten vor[2].

Die Mosleminînnen gebären auf dem Stuhle, die Jüdinnen aber nicht[3]. Die Geburten dauern manchmal einen bis zwei Tage. Das Mittelfleisch wird nicht sorgfältig unterstützt, und es kommt auch die ruptura perinæi vor. Die Nabelschnur wird mit einer Scheere abgeschnitten und (auf der Kindsseite) abgebunden[4]. Sodann legt die Hebamme ihre Hand auf den Nabel der Wöchnerin, und drückt darauf nachhaltig, bis die Nachgeburt heraustritt[5]. Wenn diese nicht gleich nachfolgt, so ist man sehr bekümmert, und man säumt nicht, sie zu holen. Das Kind wird nicht gleich in ein laues Bad gebracht. Die Mutter stillt es an der Brust[6]. Auf den Kopf des Kindes legt man gewöhnlich Baumwolle, und darüber erst kommt die Mütze[7]. Nach der Geburt trinken, nach Fränkel, die Mütter etwa zwei bis drei Tage Kamillenthee. Manche

---

[1] Russell 1, 421 f.; 2, 117. Hasselquist 597. Oppenheim 64. Auch in Jerusalem nach *Ladoire* 389.

[2] Fränkel. Sieber (Reise von Kairo nach Jerusalem. Prag 1823. 120) nennt sie dagegen häufig.

[3] Es herrscht unter den Frauen von Jerusalem die traurige Gewohnheit, vor der Niederkunft, zu deren vermeintlicher Erleichterung, warme Bäder zu nehmen, was als ein Nachtrag zum bethlehemitischen Kindermord zu betrachten. Sieber. Nach Russell (1, 423) gebären die Haleberinnen leicht.

[4] Die Nabelschnur wird bei türkischen Frauen mit dem cauterium actuale berührt. Hasselquist 595.

[5] Vgl. das, was ich über das Hebammenwesen zu Jâ'fa in Pommer's schweiz. Zeitschrift für Natur- und Heilkunde (Zürich 1838. 3. B., 1. H., S. 162 f.) kund gab.

[6] Man will aus dem 8. Verse des 35. Kapitels der Genesis, wonach Debora die Säugamme der Rebekka war, wissen, daß es schon unter den alten Juden Säugammen gab.

[7] Iben Abdallah Iben Sîna's Rathschläge in Betreff der Behandlung des Kindes (1, 3, 1, 1 f.) sind überaus interessant, z. B. während und nach dem Bade: Man nimmt das Kind mit der rechten Hand und auf den linken Arm und stützt es über die Brust und nicht über den Bauch. Die Fußsohlen (Füße) werden bis zum Rücken zurückgebogen; dann trocknet man ab mit weichen Tüchern. Darauf liege es auf dem Bauch, später auf dem Rücken; es werde unaufhörlich gerieben und gedrückt und gebildnet. Dann wickelt man es in ein Tuch und träufelt in die Nasenlöcher Oel. Hasselquist spricht (596) auch davon, daß die Glieder des Kindes fleißig flektirt werden.

jüdische Frauen besuchen acht Tage nach dem Kindbette das Bad in Begleitung der Hebamme[1]. Können sie es nicht, so waschen sie den Leib mit Wein und Wasser. Fränkel erzählte von drei Weibern, die unentbunden starben. Nach seinen Beobachtungen gibt es Monate, in denen die meisten Gebärenden sterben[2].

* * *

Schließlich gedenke ich noch weniger einzelner Arzneimittel.

Die Bäder werden, wie überhaupt im Oriente, häufig gebraucht, aber nicht bloß als Arzneimittel, sondern und mehr noch zur Erhaltung der Gesundheit[3]. Der h. Hieronymus kämpfte freilich gegen die Bäder, welche durch das Erwärmen das gedämpfte Feuer der Wohllust wieder anfachen[4].

Die Einwohner nehmen am liebsten etwas Dickflüssiges ein[5].

Das Brechmittel ist ein häufiges Volksmittel; obenan steht die Ipekakuanha. In der Regel gab Fränkel 3 Gran Brechweinstein in einer Unze Flüssigkeit (davon alle 5 Minuten 1 Kaffeelöffel voll zu nehmen), und ließ nach dem Brechen Kamillenthee trinken. 2 Gran genügten meistentheils. Die geringe Dosis erregt Erstaunen. 2 Gran Brechweinstein gebe ich in der Schweiz einem zwei- bis dreijährigen Kinde, und es ist etwas Außerordentliches, wenn diese Gabe bei einem erwachsenen Manne den gehörigen Brecherfolg hat. Ebenso

---

[1] Vgl. Russell 1, 184 ff.

[2] Die meisten Weiber, die im Juli gebären, sterben. Die heftige Hitze des Monats mag die daher kommenden schlimmen Folgen vergrößern; denn nicht immer wird sie durch kühlende Winde gemildert. Scholz 298.

[3] Item scias, quod intrare balneum moderate, secundum quod convenit, hoc est, in 10 diebus semel jejuno stomacho, dummodo non sit famelicus et indigeat cibo vehementer, valet in conservatione sanitatis, dum tempus sit temperatum et non excedat in caliditate nimis. *Auenzohar* (Abu Soher), Prohemium.

[4] Cur e contrario balneorum fomentis sopitos ignes suscitat? Hieronymus in seinem Briefe ad Lætam de institutione filiæ. Ueber die Einrichtung der Bäder verbreite ich mich in meinen Denkblättern aus Jerusalem.

[5] Den Türken ein Scherbet am genehmsten. Oppenheim 17.

sehr überrascht mich die kleine Dosis der für Erwachsene bestimmten Abführmittel[1], die Fränkel genügte; z. B. fol. sennæ Alex. ʒ ij magnes. sulphur. ʒ Vj, oder hydrarg. muriat. mit. gr. ij pulv. rad. jalappæ gr. X, oder pulv. kali sulphur. ʒ iij, oder pulv. rhei ʒ j, oder Rizinusöl höchstens eine Unze[2]. In unserer Gegend brauche ich fol. sennæ ℥ β oder fol. sennæ ʒ iij magnes. sulphur. ℥ jβ, hydrargyri muriat. mitis gr. XV jalapp. ʒ j, rhei ʒ ij — iij, Rizinusöl 2 Unzen[3].

Theriak wird häufig gebraucht.

Das sogenannte Zachäusöl heilte angeblich eine Wunde in vierundzwanzig Stunden[4]. Ein Reisender von Venedig verwundete sich durch einen Sturz vom Pferde; er fühlt Brustbeschwerden, die beunruhigend werden. Er reibt sich Zachäusöl ein und trinkt davon. In wenigen Tagen trocknet die Wunde, und die innerlichen Schmerzen werden beschwichtigt[5].

Auch Mumien werden gegessen. Man gestattete im englischen Hospitale einer Frau, ihren kranken Mann daselbst täglich zu besuchen, anstatt daß sonst nach der Hausordnung der Besuch nur einmal in der Woche erlaubt ist. Sie benutzte die ausnahmsweise Begünstigung dazu, ihm Mumie beizubringen, die, beiläufig gesagt, entweder von Aegypten, oder von den auf der nach Mekka führenden Pilgerstraße erlegenen Körpern her-

[1] Damit stimmt Prosper Alpinus (1, 3) mehr oder minder überein, indem er sagt, daß die Aegypzier Senna, Rhabarber rc. als Purganzien bloß zu einer Drachme gebrauchen.

[2] Ein Abführmittel des Volkes in Jâ'fa s. in Pommer's schweiz. Zeitschrift, 3. Bd., 1. H, 161 f. S. Roger führt (313) als Purganzien Kassia, Senna, Rhabarber, Skammonium an. In Kerak gebraucht man, nach Seetzen (1, 423), die Koloquinthe als Laxans.

[3] Dagegen sagt Hanow a. a. O., daß in Palästina die Jalappa in der Dosis von 2 Drachmen und das Rizinusöl zu 4 Unzen angewandt werde. Der Gebrauch des Kalomels und Brechweinsteins sei häufig.

[4] *Laffi*, Viaggio al S. Sepolcro. Bologna 1683. P. 390. Er überzeugte sich, wie er sagte, selbst von der Heilung in Jerusalem. Vgl. meine Topographie 2, 645 f.

[5] *Mariti*, Voyages dans . . la Palestine. Paris 1791. 2, 318.

kommt, und der man eine außerordentliche Heilwirksamkeit zuschreibt. Während des Einnehmens dieser ekelhaften Arznei wird übrigens auch eine aparte Diät eingehalten[1].

Das Blasenpflaster ist sehr gemein[2].

Klystire sind ziemlich beliebt[3]. Es versichert jedoch Fränkel, daß Frauen, wenigstens Wöchnerinnen, früher die Klysmen verschmähten, einmal weil sie solche für das ärgste Abortivmittel hielten. Sie geben jetzt in diesem Punkte nach und sogar die widerstrebendern Moslemîn gestatten die Applikazion.

Die Einwohner oder doch die Fellâhîn wenden sehr oft das Feuer an. Dazu dient das Glüheisen, ein erhitztes Stück Stein, das man bloß an der Haut aufsetzt, und die Moxa, letztere, indem man Baumwolle abbrennt[4].

Das Fontanell ist ein Volksmittel. Man setzt eine Wunde, und legt eine Erbse hinein. Das Haarseil dagegen sah Fränkel nie anwenden.

Blutegel werden sehr häufig angesetzt[5]. Man bezieht sie von Jâ'fa, von Bethlehem. Ein Stück kostet 1½ Piaster, im Sommer freilich nur 5 bis 10 Parah.

---

[1] *Macgowan* l. c., 1851, 282a. Vgl. oben Anm. 6 zu S. 39.

[2] Auch in Konstantinopel. *Brayer* 1, 187. Unbekannt im Haurân. Seetzen 1, 50.

[3] Nach d'Arvieux (308) verschmähen die Araber und nach Oppenheim (17) die Türken das Klystir, wogegen Prosper Alpinus (1, 3) vorgab, daß in Aegypten die Meisten die Arzneien enematisch beibringen.

[4] Prenant une tente grosse comme le doigt, qu'ils allument par un bout et mettent sur le lieu doucement, en 5 ou 6 endroits, so für innerliche, als äußerliche Krankheiten. *Roger* 313. Ils (les Arabes) s'appliquent le feu sur la tête, sur les bras, et sur les autres parties du corps, où ils sentent quelque douleur, avec une petite méche de coton, laquelle brûlant peu à peu, communique sa chaleur à la partie affligée, et en approchant enfin de la chair, il la cauterise d'une manière que la cicatrice y reste toûjours. *D'Arvieux* 308. Im Haurân kennt man das cauterium actuale. Seetzen.

[5] In Griechenland und im übrigen Orient im Schwunge. Röser (Krankh.) 80. Die Aegyptier des 16. Jahrhunderts gebrauchten die Egel nie. *Prosp. Alpin.* 2, 9.

## Angeführte oder erklärte Bibelstellen.

# Register.

Druck von Scheitlin und Zollikofer in St. Gallen.

FSC
www.fsc.org
MIX
Papier | Fördert
gute Waldnutzung
FSC® C083411

Zeitfracht Medien GmbH
Ferdinand-Jühlke-Straße 7
99095 Erfurt, Deutschland
produktsicherheit@kolibri360.de